Monthly Book

Medical Rehabilitation

編集企画にあたって

JN115556

　パーキンソニズムとはパーキンソン症状（静止時振戦・筋強剛・姿勢反射障害・寡動）を呈することをさす.

　臨床では，病名が「パーキンソン病」とあるが，臨床症状が診断基準に合わないもの，「パーキンソン症候群」とのみ記載され，病型が明らかでないままにリハビリテーションを開始している場合もある．病態や臨床経過が非定型であり，リハビリテーションのプラン構築やプラン見直しに苦慮し，在宅療養の環境整備やケアプランが定まらない場合などもある．脳神経内科の専門医に鑑別診断を依頼すると良いが，病初期には鑑別診断が難しいことも少なくない．

　近年，パーキンソニズムを呈する変性疾患においては，αシヌクレイン（aSyn）やタウ蛋白などの原因蛋白が，疾患ごとにある程度判明しつつある．αシヌクレインが原因となって発症するαシヌクレイノパチー（パーキンソン病（Parkinson disease：PD），多系統萎縮症（multiple system atrophy：MSA），レビー小体型認知症（dementia with Lewy body：DLB）やタウ蛋白が原因となって発症するタウオパチー（4リピートタウが蓄積する進行性核上性麻痺（progressive supranuclear palsy：PSP）），皮質基底核変性症（corticobasal degeneration：CBD）などが分類されてきた．これら蛋白を治療標的分子とした病態抑止療法の実現が近い将来現実的なものとなる可能性がある．

　パーキンソニズムを呈する疾患のうち，PDは最も患者数が多い疾患であり，リハビリテーションについては，エビデンスが構築された介入方法もある．リハビリテーション医療の視点からは，パーキンソニズムを呈する疾患が，どの病型に属するのかを考えることがまず重要である．そのうえで，病態に応じたプランを実施するために，PDとの類似点と相違点を考慮することにより，リハビリテーションプラン構築に生かすことが患者への還元の近道である．このような視点で，PDとパーキンソニズムへの介入についての解説を読んでいただければ幸いである．

　本特集では，様々な医療職や専門職の視点で，エビデンスや実臨床を踏まえた解説をしていただいた．また，患者さんの立場で，リハビリテーションの体験談やご意見などをご寄稿いただいた．私たちリハビリテーション医療にかかわるものとして，謙虚に患者さんの言葉に耳を傾ける機会にしたい．

　パーキンソニズムについての総説や特集は多く出版されているが，本号ではリハビリテーション関連のジャーナルの特集ということを考慮し，リハビリテーション医療を行ううえで押さえておくべきポイントという視点から企画した．限られた誌面であり，各疾患の医学的な最新の知見については，他書を参照されたい．

2020年4月

野﨑園子

Key Words Index

Writers File

ライターズファイル（50音順）

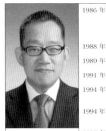

市川　忠
（いちかわ ただし）

1986 年	東京医科歯科大学医学部卒業 同大学神経内科入局 国保旭中央病院内科系研修
1988 年	東京医科歯科大学附属病院神経内科
1989 年	NTT関東逓信病院神経内科
1991 年	埼玉県障害者リハビリテーションセンター内科
1994 年	東京医科歯科大学大学院医歯学総合研究科神経内科学専攻卒業
1994 年 4 月	埼玉県総合リハビリテーションセンター神経内科，医長
2007 年	同，診療部長
2013 年	同，医療局長
2018 年	同，副センター長

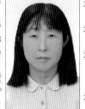

鈴木みのり
（すずき みのり）

2011 年	早稲田大学人間科学部健康福祉科学科通信課程eスクール卒業
2013 年	同大学大学院人間科学研究科修士課程教育臨床コース修了
2015 年	同課程臨床心理学研究領域修了 国立精神・神経医療研究センター病院　睡眠障害センター，心理療法士
2018 年	同，研究協力者

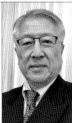

松原秀幸
（まつばら ひでゆき）

1999 年	父親に意識低下の徴候
2004 年	PSPの確定診断
2006 年	父が療養型病院にて逝去
2006 年	母親に目眩や書痙の徴候
2011 年	純粋無動症の疑い
2013 年	CBDの確定診断
2018 年	母が自宅介護中に逝去，病理解剖の結果，PSPとの判定
2019 年	全国進行性核上性麻痺の患者・家族会（PSPのぞみの会）代表就任

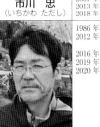

伊藤達弘
（いとう たつひろ）

1986 年	民間放送会社入社
2012 年	MSA発症（この時期はまだ病名不明）
2016 年	MSA確定診断
2019 年	歩行断念
2020 年	現在，休職中

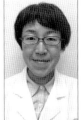

西口真意子
（にしぐち まいこ）

2001 年	兵庫医科大学病院リハビリテーション部研修医
2003 年	西宮協立リハビリテーション病院リハビリテーション科
2004 年	第二岡本総合病院（現：京都岡本記念病院）リハビリテーション科
2005 年	関西リハビリテーション病院リハビリテーション科
2007 年	関西労災病院リハビリテーション科

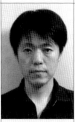

牟田博行
（むた ひろゆき）

1996 年	藍野技術専門学校卒業 医療法人若弘会（2009年〜社会医療法人）若草第二竜間病院
1999 年	老人保健施設高間之郷
2002 年	わかくさ竜間リハビリテーション病院（旧：若草第二竜間病院）
2013 年	同，課長

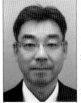

大森圭貢
（おおもり よしつぐ）

1995 年	埼玉医科大学短期大学理学療法学科卒業 聖マリアンナ医科大学病院（理学療法士）
1997 年	同大学横浜市西部病院（理学療法士）
2012 年	筑波大学大学院人間総合科学研究科生涯発達科学専攻博士後期課程修了
2016 年	慶應義塾大学先導研究センター，共同研究員
2017 年	湘南医療大学保健医療学部リハビリテーション学科，教授

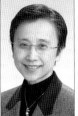

野﨑園子
（のざき そのこ）

1980 年	天理よろづ相談所病院，レジデント
1982 年	市立豊中病院内科
1983 年	大阪大学医学部第二内科
1989 年	国立病院機構刀根山病院神経内科
1992 年	同，医長
2004 年	国立病院機構徳島病院，臨床研究部長
2008 年	兵庫医療大学リハビリテーション学部，教授
2011 年	同大学大学院医療科学研究科，教授（兼任）
2016 年	関西労災病院神経内科，部長
2017 年	同病院リハビリテーション科，部長（兼任）
2020 年	わかくさ竜間リハビリテーション病院，診療部長

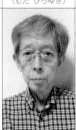

山田耕平
（やまだ こうへい）

1971 年	香川大学経済学部卒業 大阪府庁に就職
1983 年	大阪府の研修規定により，単独で，80日間で，欧米8都市を訪問研修 以後，大阪府立大学附属研究所事務長，大阪府立特許情報センター所長等を勤め，関西空港の建設などのプロジェクトにかかわる。
2009 年	大阪府を退職（水道部村野浄水場次長）
2010 年	学校法人上田学園，非常勤顧問
2013 年	学校法人上田学園を退職
2019 年	大阪大学大学院　人間科学研究科修士課程修了

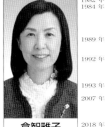

倉智雅子
（くらち まさこ）

1982 年	国際基督教大学卒業
1984 年	国立身体障害者リハビリテーションセンター学院修了 久留米大学病院耳鼻咽喉科
1989 年	カナダ・ブリティッシュコロンビア大学大学院修士課程修了
1992 年	米国・ノースウエスタン大学大学院博士課程修了 同，言語病理学科研究員
1993 年	松本歯科大学ほかにて非常勤講師
2007 年	新潟リハビリテーション大学院大学（現：新潟リハビリテーション大学大学院），教授
2018 年	国際医療福祉大学成田保健医療学部言語聴覚学科，教授

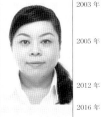

細江弥生
（ほそえ やよい）

2003 年	Western Michigan大学音楽療法学科卒業 米国認定音楽療法士（Music Therapist Board Certified）を取得
2005 年	Western Michigan大学大学院修了 米国シカゴ市にある芸術療法士団体，Institute for Therapy through the Artsにて勤務
2012 年	日本帰国，兵庫県立リハビリテーション西播磨病院に勤務
2016 年	同病院認知症疾患医療センター，非常勤音楽療法士 NPO法人播磨オレンジパートナー，副理事

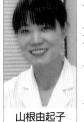

山根由起子
（やまね ゆきこ）

- 愛知県立大学大学院看護学研究科博士前期課程修了
- 愛知県看護協会　認定看護師教育課程「摂食・嚥下障害看護分野」修了
- 愛知県済生会病院
- 名古屋第二赤十字病院
- 日本赤十字広島看護大学，助教
同大学，認定看護師教育課程専任教員
- 京都府立医科大学医学部医学科在宅チーム医療推進学（寄付講座）
総合医療・医学教育学教室，助教
- 旭川医科大学医学部看護学科，教授

Contents

パーキンソニズムの リハビリテーション診療

編集企画／わかくさ竜間リハビリテーション病院診療部長　野﨑　園子

Monthly Book

MEDICAL REHABILITATION No. 248/2020.5 目次

編集主幹／宮野佐年　水間正澄

読んでいただきたい文献紹介

＜参考文献　図書＞
ガイドライン（日本神経学会のホームページ「ガイドライン」より検索可能）
・パーキンソン病診療ガイドライン 2018
　〔https://www.neurology-jp.org/guidelinem/parkinson_2018.html〕
・脊髄小脳変性症・多系統萎縮症診療ガイドライン 2018
　〔https://www.neurology-jp.org/guidelinem/sd_mst/sd_mst_2018.pdf〕
・認知症疾患診療ガイドライン 2017
　〔https://www.neurology-jp.org/guidelinem/nintisyo_2017.html〕
　第 7 章　Lewy 小体型認知症
　〔https://www.neurology-jp.org/guidelinem/degl/degl_2017_07.pdf〕
　第 9 章　進行型核上性麻痺
　〔https://www.neurology-jp.org/guidelinem/degl/degl_2017_09.pdf〕
　第 10 章　大脳皮質基底核変性症
　〔https://www.neurology-jp.org/guidelinem/degl/degl_2017_10.pdf〕
・高橋裕秀，篠原幸人：脳血管性パーキンソニズム．日内会誌，**92**：1472-1478，2003.
・日本正常圧水頭症学会 特発性正常圧水頭症診療ガイドライン作成委員会：特発性正常圧水頭症診療
　ガイドライン，pp.1-183，メディカルレビュー社，2011.
・下畑享良（編）：非定型パーキンソニズム―基礎と臨床―，文光堂，2019.

＜難病情報センター＞〔https://www.nanbyou.or.jp〕（一般利用者向け・医療従事者向けのサイトが
ある）
・パーキンソン病
　〔https://www.nanbyou.or.jp/entry/169〕
・進行性核上性麻痺
　〔https://www.nanbyou.or.jp/entry/4114〕
・多系統萎縮症
　〔https://www.nanbyou.or.jp/entry/5365〕
・大脳皮質基底核変性症
　〔https://www.nanbyou.or.jp/entry/142〕

＜患者会など＞（患者さんの情報交換や会報）
・一般社団法人全国パーキンソン病友の会
　〔https://sites.google.com/site/jpdaorg/kaiho〕
・PSP のぞみの会　全国進行性核上性麻痺の患者・家族会
　〔http://pspcbdjapan.org/index.htm/〕
・特定非営利活動法人全国脊髄小脳変性症・多系統萎縮症友の会
　〔https://scdmsa.tokyo/〕

＜患者さんによる執筆＞
あとうだ としこ，おかだ よしこ，きたむら ともこ：オン・オフのある暮らし パーキンソン病をしな
やかに生きる，アルタ出版，2010.

(野﨑園子)

MB Med Reha No.248：1-8, 2020

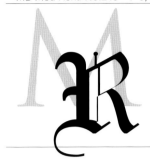

特集／パーキンソニズムのリハビリテーション診療

リハビリテーション診療に必要な パーキンソニズムの基礎知識

野﨑園子*

Abstract　パーキンソン病以外にパーキンソニズム（振戦・筋強剛・動作緩慢・姿勢反射障害）を呈する疾患の一群をパーキンソン症候群と呼ぶ．パーキンソニズムを呈する疾患は，変性疾患としては，進行性核上性麻痺，皮質基底核変性症，多系統萎縮症，レビー小体型認知症があり，非変性疾患としては，脳血管障害性パーキンソニズム，正常圧水頭症，薬剤性パーキンソニズムなどがある．変性疾患のパーキンソン症候群では，非定型パーキンソニズムとして病型分類が多様化してきており，発症早期の鑑別診断確定は難しい場合もある．
パーキンソン病・パーキンソン症候群ともに，早期からのリハビリテーションが重要である．パーキンソン病ではリハビリテーションにおけるエビデンスや経験の蓄積があるが，パーキンソン症候群においては，病態や経過についてパーキンソン病との類似点・相違点を理解し，リハビリテーションプランを構築することが必要である．

Key words　パーキンソン病（Parkinson disease），パーキンソン症候群（Parkinson syndrome），リハビリテーション（rehabilitation）

はじめに

パーキンソニズムとは，パーキンソン症状（振戦・筋強剛・動作緩慢・姿勢反射障害）を指す．パーキンソン病以外でL-ドパに反応が不良の一群をパーキンソン症候群と呼ぶ．

本稿ではまず，最も患者数の多いパーキンソン病の病態と臨床経過，最近の治療方針の概要を述べ，その後，パーキンソン症候群について，病態を解説する．鑑別にはパーキンソニズムの出現時期や症状の特徴がカギになることも少なくない．

パーキンソニズムを呈する疾患

変性疾患としては，進行性核上性麻痺（PSP），皮質基底核変性症（CBD/CBS），多系統萎縮症（MSA），レビー小体型認知症（DLB），非変性疾患としては，血管障害性パーキンソニズム（VP），特発性正常圧水頭症（iNPH），向精神薬などによる薬剤性パーキンソニズムなどがある．このほかに，インフルエンザ脳炎の後遺症や練炭などの一酸化炭素中毒の後遺症・外傷後パーキンソニズムなどがある．

パーキンソン症候群には，治療が可能であるもの，症状の改善が期待できるもの，現時点では治療効果が期待できないものがある．パーキンソニズムの鑑別は重要であるが，発症早期の診断確定は難しい場合もある．

パーキンソン病・パーキンソン症候群ともに，早期からのリハビリテーションが重要である（日本神経学会〔https://www.neurology-jp.org/public/disease/parkinson_syndrome.html〕）ことは認められており，病態を十分理解し，原疾患の治療の動向を見極めたリハビリテーションプランの構築が求められる．

* Sonoko NOZAKI，〒 574-0012 大阪府大東市大字龍間 1580　社会医療法人若弘会わかくさ竜間リハビリテーション病院，診療部長

パーキンソニズムを呈する変性疾患の概念が変化したことにより，典型的な病態ではないものも同じ疾患として捉えられるようになってきたが，ここでは従来の典型的(いわゆる古典的病型)病態を述べ，その疾患理解に即してリハビリテーションプラン構築の一助となる疾患理解を目指す．

リハビリテーションプランは，対象疾患の病態と臨床経過を理解し，身体機能・精神機能の評価に基づき介入計画を立てるものであり，非定型であっても古典型との差異を考慮しながらプランの見直しを行うことが現実的である．

パーキンソニズムを呈する変性疾患の病態や原因については，次々と新たな知見が呈示されており，詳細は最新の医学情報や診断基準・ガイドラインを参照されたい．

また，画像所見については，MRIや核医学的な検査が用いられるが，本稿では誌面の都合上，典型的な画像の所見を述べるにとどまることとする．

パーキンソン病

我が国では有病率は人口10万人当たり100〜150人と推定されており，パーキンソニズムを呈する変性疾患の中で最も患者数が多い．人口構成の高齢化に伴い有病率は増えている．発症年齢は50〜65歳に多い．40歳以下で発症するものは若年性パーキンソン病と呼ばれる．

1．症　状
運動症状・非運動症状がある．

1）運動症状
初発症状は振戦が最も多く，次に動作の拙劣さが続く．中には痛みで発症する症例もある．姿勢反射障害やすくみ足で発症することは少ない．パーキンソン病は片側の上肢または下肢から発症し，病気の進行とともに症状は対側にも及ぶ．進行は緩徐である．症状の左右差は進行してからも維持されることが多い．すくみ足では，方向転換するときや狭い場所を通過するときに，障害が目立つ．

同時に2つの動作をする能力は，運動に限らず，思考でも低下する．1つのことに意識を集中すると，他のことに気を配れなくなる．

2）非運動症状
上記の運動症状に加えて，多彩な非運動症状が認められ，最近はこの症状の一部である嗅覚異常などは発症前症状としても注目されている．脱抑制性の病的精神状態・衝動制御障害(病的賭博，買い物依存，性行動亢進，過食，爆発的な攻撃行動など)，他人からみて今行う必要のないことに没頭して寝食や服薬，排泄を忘れる反復常同行動などがあり，若年者に多い．

このほか睡眠障害(昼間の過眠，REM睡眠行動異常など)，自律神経障害(便秘，頻尿，発汗異常，起立性低血圧)，嗅覚の低下，痛みやしびれ，浮腫など様々な症状を伴うことが知られるようになり，パーキンソン複合病態として認識すべきとの考えも提唱されている．

2．診断基準
以下の診断基準を満たすものをdefiniteとする．
① パーキンソニズムがある．次のいずれかに該当する場合とする．
　(1) 典型的な左右差のある安静時振戦(4〜6 Hz)がある．
　(2) 歯車様強剛，動作緩慢，姿勢反射障害のうち2つ以上が存在する．
② 脳CTまたはMRIに特異的異常がない．
③ パーキンソニズムを起こす薬物・毒物への曝露がない．
④ 抗パーキンソン病薬(ドパミン受容体刺激薬(アゴニスト)またはL-ドパ)にてパーキンソニズムに改善がみられる．

以上4項目を満たした場合．

3．画像所見
CT・MRI：脳CTまたはMRIに特異的異常がない．

DATスキャン(脳ドパミントランスポータスキャン)：線条体後外側の取り込み低下があり．左右差のあることが多い(図1)．

4．治　療

すべての治療は対症療法であるので，症状の程度によって適切な薬物療法や手術療法を選択する．

1）薬物療法

パーキンソン病治療の基本薬は L-ドパとドパミンアゴニスト（ドパミン受容体刺激薬）である．L-ドパの長期使用に伴う副作用として，L-ドパの効果持続時間が短くなり，次の服薬の前に薬効が切れる wearing-off 現象が出現する．Wearing-off を回避するために L-ドパを追加すると，ドパミン受容体が過剰に刺激されてジスキネジアが出現することがある．その他，薬物療法には様々な種類や投与方法があるが，詳細は他書を参照されたい．

2）手術療法

手術療法は，薬物治療にて効果が不十分な主要運動症状および運動症状の日内変動とジスキネジアに対して行う．両側視床下核刺激術（STN-DBS）の運動症状に対する有効性はほぼ確立している．副作用については他書を参照されたい．

その他，再生医療において臨床試験が開始されており，今後の成果が待たれる．

パーキンソン病以外の
パーキンソニズムを呈する変性疾患

1．進行性核上性麻痺（PSP）

進行性核上性麻痺は，核上性注視障害，姿勢反射障害による易転倒性が目立つパーキンソニズムおよび認知症を主症状とする．

古典的疾患概念としての PSP は現在，Richardson 症候群（RS）または PSPsyndrome（PSPS）と呼ばれる．近年 PSPmimics と呼ばれる非定型 PSP の概念がある．PSP-P（パーキンソン病型）歩行あるいは発語のすくみ症状が長期間先行する PSP-PAGF（純粋無動型：PSP-pure akinesia with gait freezing），CBD/CBS に類似する臨床症状を呈する PSP-CBS，進行性の非流暢性失語を呈する PSP-PNFA（PSP-progressive non-fluent aphsia），小脳性運動失調を主徴とする PSP-C（PSP

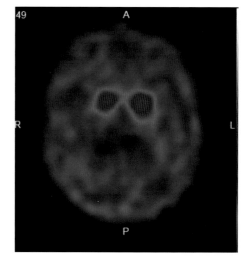

図 1．PD の DAT スキャン
線条体右優位に集積低下

with cerebellar ataxia）などがある．詳細は他書参照されたい．

1）症　状

40 歳以降で発症することが多い．

① 垂直性核上性眼球運動障害（上下方視の制限）

② 発症早期（おおむね 1〜2 年以内）から姿勢の不安定さや易転倒性（すくみ足，立ち直り反射障害，突進現象）が目立つ．

③ 無動あるいは筋強剛があり，四肢末梢よりも体幹部や頚部に目立つ．

④ その他，進行性の構音障害や嚥下障害，前頭葉性の進行性認知障害（思考の緩慢化，想起障害，意欲低下）などを特徴とする．

初発症状はパーキンソン病に似るが，安静時振戦は稀で，歩行時の易転倒性，すくみ足，姿勢反射障害が目立つ．進行するにつれて，頚部の後屈と反り返った姿勢，垂直性核上性眼球運動障害，構音障害や嚥下障害，想起障害と思考の緩慢を特徴とする認知症や注意力低下が出現する．徐々に歩行不能，立位保持不能となる．

ADL 低下は速く，我が国の剖検例の検討では車椅子が必要となるのに 2〜3 年，臥床状態になるのに 4〜5 年であった．平均罹病期間は 5〜9 年という報告が多い．非定型 PSP のうち，PSP-P や PSP-PAGF は経過がより緩徐で，罹病期間が 10 年以上であることも少なくない．

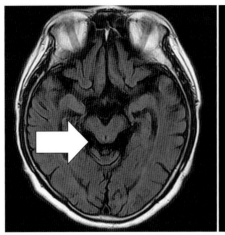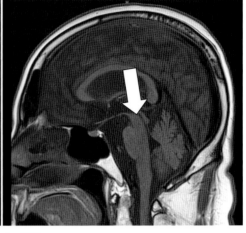

図 2. PSP
中脳被蓋の萎縮がみられる（矢印）.

2）画像所見

MRI：進行例では，中脳被蓋部の萎縮，脳幹部の萎縮（図2），第三脳室の拡大を認めることが多い.

3）治　療

抗パーキンソン病薬への反応は不良である. 一時的には抗うつ薬やドロキシドパで症状が改善することがある.

2．大脳皮質基底核変性症（CBD・CBS）

古典的疾患概念としてのCBDは現在，臨床診断ではcorticobasal syndrome（CBS）と呼ばれる. その中で病理学的にCBDと診断されるものはCBS-CBDと呼ばれる. CBSを呈しながら病理学的にCBDでないものはCBD mimicsと呼ばれ，頻度としてはCBD-PSPやCBD-Alzheimer disease（AD）が多い.

1）症　状

発症年齢は40〜80歳代，平均60歳代である.

a）大脳皮質徴候：前頭・頭頂葉の徴候がみられる. 認知機能障害，四肢の失行，行動異常，失語，皮質性感覚障害，他人の手徴候などが出現する.

b）体外路徴候：パーキンソニズム（無動，筋強剛，振戦，姿勢保持障害），ジストニア，ミオクローヌス，転倒などが出現する.

上記神経所見は，病初期から顕著な一側優位性がみられることが多い.

発症から臥床状態になるまでの期間はPDよりも短い（5〜10年）.

2）画像所見

CT，MRI，SPECT：一側優位性の大脳半球萎縮または血流低下を認めた場合には，重要な支持的所見である（図3）. しかし，両側性あるいは，びまん性の異常を認める例もあるので，診断上必須所見とはしない.

3）治　療

L-ドパや他の抗パーキンソン病薬への反応は不良である. 抗うつ薬，ドロキシドパ，経頭蓋磁気刺激などが試みられているが，効果はあっても一時的である.

無動・筋強剛に対してL-ドパが，ジストニアに対して抗コリン薬，筋弛緩薬が試みられる. ミオクローヌスに対してクロナゼパムが有効であるが，眠気，ふらつきの副作用がある. ボツリヌス注射は，ジストニアや開眼困難などの眼瞼の症状に有効である.

3．多系統萎縮症（MSA）

主要症候は小脳症候，パーキンソニズム，自律神経障害である. 発病初期から前半期にはいずれかの主要症候が中心となるが，進行期には重複してくる.

古典的疾患概念であるオリーブ橋小脳萎縮症（OPCA），線条体黒質変性症（SND），Shy-Drager症候群（SDS）は，共通する病理所見からMSAとまとめられ，さらにGilman分類により，臨床診断はMSA-CないしMSA-Pに分類される.

近年，MSAの臨床診断も必ずしも容易でない

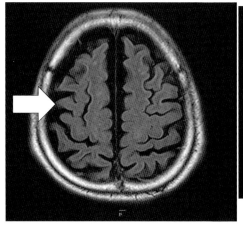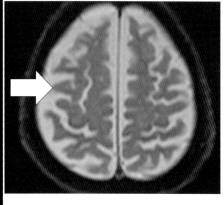

図 3. CBS
右側優位性の大脳半球萎縮がみられる（矢印）.

ことが明らかにされている.

1）症　状

30 歳以降に発症する.

a）脳症候：歩行失調（歩行障害）と声帯麻痺, 構音障害, 四肢の運動失調または小脳性眼球運動障害

b）パーキンソニズム：筋強剛を伴う動作緩慢, 姿勢反射障害（姿勢保持障害）が主で（安静時）振戦などの不随意運動は稀である.

c）自律神経障害：排尿障害, 頻尿, 尿失禁, 頑固な便秘, 勃起障害, 起立性低血圧, 発汗低下, 睡眠時障害（睡眠時喘鳴, 睡眠時無呼吸, REM 睡眠行動異常）など

d）錐体路徴候：腱反射亢進とバビンスキー徴候・チャドック反射陽性, 他人の手徴候／把握反射／反射性ミオクローヌス

e）認知機能・精神症状：幻覚（非薬剤性）, 失語, 失認, 失行（肢節運動失行以外）, 認知症・認知機能低下

我が国での予後研究結果では, 中央値として発症後約 5 年で車椅子生活, 約 8 年で臥床状態となり, 罹病期間は 9 年程度と報告されている.

2）画像検査所見

MRI／CT：小脳・脳幹・橋の萎縮を認め, 橋に十字状の T2 高信号, 中小脳脚の T2 高信号化を認める（MSA-C, **図 4**）. 被殻の萎縮と外縁の直線状の T2 高信号, 鉄沈着による後部の低信号化を認めることがある（MSA-P, **図 5**）.

3）治　療

パーキンソン症状に対しては, 抗パーキンソン病薬は, 初期にはある程度は有効である. また, 自律神経症状や小脳失調症には, それぞれの対症療法を行う. 呼吸障害には非侵襲性陽圧換気法などの補助が有用で, 気管切開を必要とする場合がある.

4．レビー小体型認知症（DLB）

レビー小体型認知症として, 認知症の鑑別に挙がり, アルツハイマー型認知症について頻度が高い. DLB の診断には, 社会的あるいは職業的機能や, 通常の日常活動に支障をきたす程度の進行性の認知機能低下を意味する認知症であることが必須である.

1）症　状

病初期には記憶障害が目立たない場合があり, 記憶以外の認知機能（注意・遂行機能, 視空間認知など）の障害や, REM 睡眠行動異常, パーキンソニズム, 自律神経症状, 嗅覚障害, うつ症状などの有無に留意することが早期診断のポイントとなる.

a）中核的特徴：（①〜③ は典型的には早期から出現し, 臨床経過を通して持続する）

① 注意や明晰さの著明な変化を伴う認知の変動

② 繰り返し出現する構築された具体的な幻視

③ 認知機能の低下に先行することもある REM 睡眠行動異常

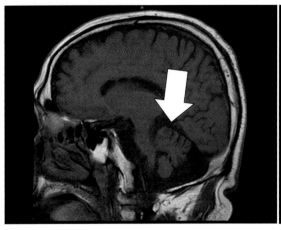
a．小脳萎縮

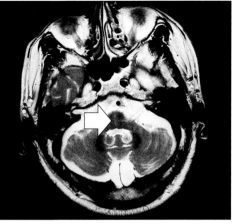
b．橋の萎縮（十字サイン）

図 4．MSA-C

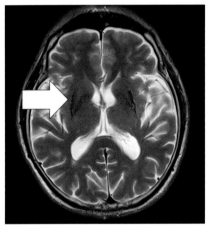
図 5．MSA-P
両側被殻にスリット状の T2 高信号を
認める．

④特発性のパーキンソニズムの以下の症状の
うち 1 つ以上：動作緩慢，寡動，静止時振
戦，筋強剛

b）支持的特徴：抗精神病薬に対する重篤な過
敏性，姿勢の不安定性，繰り返す転倒，失神また
は一過性の無反応状態のエピソード，高度の自律
機能障害（便秘，起立性低血圧，尿失禁など），過
眠，嗅覚鈍麻，幻視以外の幻覚，体系化された妄
想（アパシー），不安，うつ

2）画像所見など

DAT スキャン：線条体後外側の取り込み低下（**図 6**）

CT/MRI：側頭葉内側部が比較的保たれる．

3）治　療

パーキンソン病治療薬は幻覚や妄想を生じやす

い．コリンエステラーゼ阻害薬（認知症治療薬）が
有効なこともある．

パーキンソン病認知症（認知症を伴うパーキン
ソン病）との異同が問題となるが，DLB は認知症
がパーキンソニズムの前か同時に出現したときに
診断されるべきである．

5．脳血管性パーキンソニズム（VP）

多発性脳梗塞に伴う，歩行障害を主体とした
パーキンソニズム

1）症　状

パーキンソン病とはかなり異なっている．

a）振　戦：出現頻度は低く，たとえ出現して
も一定の姿勢をとったときのみであり，典型的静
止時振戦をみることはかなり少ない．歩行は小刻
みで緩慢であるが，開脚位をとり，PD の前傾屈
曲位の歩行とは異なる．

b）筋強剛：高頻度に出現するものの程度は軽
く，持続性の鉛管様抵抗であって歯車様抵抗では
ない．

c）多発梗塞の特徴：多発梗塞の特徴を反映し
て，緩徐進行性ないし階段状に進行するものが多
い．一方，進行が一旦停止したり，一定の改善を
示すものもある．

脳血管病変の増加に対応して，運動機能は
徐々に進行し，パーキンソン病よりも速く，歩行
不能，車椅子生活に移行し，認知障害や尿失禁が
加わって，臥床状態へと進行する．

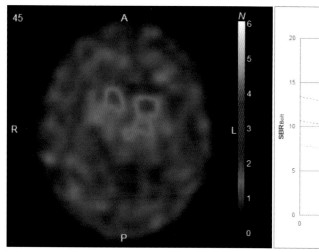
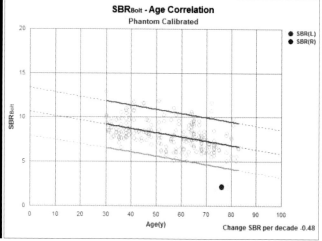

図 6．DLB

a：DAT スキャン線条体外側取り込み低下がみられる．

b：ドパミントランスポーターの低下

2）画像所見

CT や MRI で大脳基底核に多発性の血管性病変があれば，ほぼ診断は確実であるが，臨床症状のみでは鑑別困難な症例も多く，画像検査は必要不可欠なものである一方で，画像検査上の虚血性変化のみで VP と診断してはならない．

3）治　療

パーキンソン病治療薬の反応は不良である．

6．正常圧水頭症（NPH）

成人に発症する水頭症で，髄液圧が正常範囲にあるため正常圧水頭症と呼ばれる．原因がはっきりしない特発性正常圧水頭症（iNPH）と，くも膜下出血，外傷，髄膜炎などの原因が明らかな続発性正常圧水頭症とに分けられる．iNPH は高齢者に発症し，ゆっくり進行していくことが特徴である．

1）症　状

a）三主徴：歩行障害（歩行失行），尿失禁，および認知症の 3 つの症状が主徴．歩行障害が最も頻度が高く，次いで認知障害，排尿障害の順である．これらの症状が発現する順序は患者によって異なる．

歩　行：痙性で，失行としての特徴を示す．初めは不安定な姿勢を立て直し，立て直しながら歩行しているが，そのうち立て直そうとしなくなる．

運動機能障害はほとんど下肢に限られる．筋力は比較的よく保たれているが，筋強直は強く，腱反射は亢進している．

尿失禁：患者の 60％に発現する特異性の高い症状である．

2）画像所見

MRI 画像：脳室が拡大（Evans index*＞0.3）している．高位円蓋部および正中部の脳溝・くも膜下腔の狭小化が認められる（冠状断，図 7）．

3）その他の指示所見

・脳脊髄液圧が 200 mmH_2O 以下で，脳脊髄液の性状が正常である．

・タップテスト（脳脊髄液排除試験）で症状の改善を認める．

・ドレナージテスト（腰部持続脳脊髄液ドレナージ）で症状の改善を認める．

7．薬剤性パーキンソニズム

向精神薬の中にはパーキンソニズムを出現・悪化させる薬剤がある．胃腸薬や降圧薬もパーキンソニズムを出現・悪化させることがある（詳細は他書参照）．

急激に進行したパーキンソニズムをみた場合には，薬剤性パーキンソニズムの出現，合併の可能性を考慮すべきである．急速な症状の進行が最も

---

* Evans index：両側側脳室前角最大幅／その断面における頭蓋内腔最大幅シルビウス裂・脳底槽は拡大していることが多い．

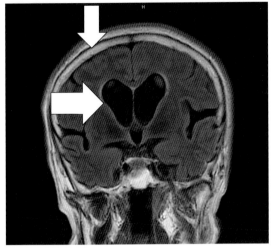

図 7. iNPH
脳室の拡大，高位円蓋部の脳溝狭小化がみられる．

大きな特徴であり，必ず詳細に服用歴を聴取することが重要である．ただし，黒質変性はすでに始まっているが未発症であるパーキンソン病が，薬物により顕在化させられる場合もある．

1）症　状

通常薬剤性パーキンソニズムは60％が薬剤を服用開始1か月以内に，90％は3か月以内に発症するといわれている．数日ないし数週の単位で急速に進行するのが特徴である．症状の特徴として静止時振戦が少ないこと，左右差が少ないことが挙げられるが，実際には静止時振戦や左右差のある例も認め，臨床症状のみで薬物性か否かを判断するのは困難である．

2）治　療

パーキンソン病治療薬（特にL-ドパ）は効きにくい．原因薬物を中止すれば，1〜3か月で症状は軽減消失するが，症状消失までに1年以上かかることもある．また，パーキンソニズムが消失しないものもある．

参考文献

1) 日本神経学会(監修)，「パーキンソン病診療ガイドライン」作成委員会(編集)：パーキンソン病診療ガイドライン2018．〔https://www.neurology-jp.org/guidelinem/parkinson_2018.html〕

2) 日本神経学会，厚生労働省「運動失調症の医療基盤に関する調査研究班」(監修)，「脊髄小脳変性症・多系統萎縮症診療ガイドライン」作成委員会(編集)：脊髄小脳変性症・多系統萎縮症診療ガイドライン2018．〔https://www.neurology-jp.org/guidelinem/sd_mst/sd_mst_2018.pdf〕

3) 日本神経学会(監修)，「認知症疾患診療ガイドライン」作成委員会(編集)：認知症疾患診療ガイドライン2017．〔https://www.neurology-jp.org/guidelinem/nintisyo_2017.html〕

4) 日本神経学会(監修)，「認知症疾患診療ガイドライン」作成委員会(編集)：第7章　Lewy小体型認知症．認知症疾患診療ガイドライン2017．〔https://www.neurology-jp.org/guidelinem/degl/degl_2017_07.pdf〕

5) 日本神経学会(監修)，「認知症疾患診療ガイドライン」作成委員会(編集)：第9章　進行型核上性麻痺．認知症疾患診療ガイドライン2017．〔https://www.neurology-jp.org/guidelinem/degl/degl_2017_09.pdf〕

6) 日本神経学会(監修)，「認知症疾患診療ガイドライン」作成委員会(編集)：第10章　大脳皮質基底核変性症．認知症疾患診療ガイドライン2017．〔https://www.neurology-jp.org/guidelinem/degl/degl_2017_10.pdf〕

7) 高橋裕秀，篠原幸人：脳血管性パーキンソニズム．日内会誌，92：1472-1478，2003．

8) 日本正常圧水頭症学会　特発性正常圧水頭症診療ガイドライン作成委員会：特発性正常圧水頭症診療ガイドライン．1-183，メディカルレビュー社，2011．

9) 厚生労働省：重篤副作用疾患別対応マニュアル　薬剤性パーキンソニズム．平成18(2006)年11月．〔https://www.pmda.go.jp/files/000145644.pdf〕

10) 下畑享良(編)：非定型パーキンソニズム―基礎と臨床―．文光堂，2019．

MB Med Reha No.248：9-13, 2020

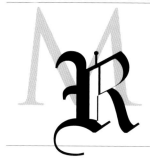

パーキンソニズムを呈する疾患の在宅療養患者のリハビリテーション：現状と課題(医師の視点)

市川　忠[*1]　山本光利[*2]

Abstract　パーキンソニズムを呈する疾患は，パーキンソン病，進行性核上性麻痺，大脳皮質基底核変性症，多系統萎縮症などの変性疾患と脳血管障害が主なものである．このいずれの疾患も介護保険の適用疾患となっており，65歳未満であっても介護保険制度でのサービスを受けることができる．しかし，デイサービスでのリハビリテーションの実施は必ずしもPT，OT，STとは限らず，またデイケアではPT，OT，STの配置が手薄でありパーキンソニズムに対応するプログラムが作成されているか不明である．医療保険での難病患者リハビリテーションは，医療機関要件が厳しいことから実施している医療機関は非常に少ない．

担当医師には，リハビリテーションに関する介護保険，医療保険の制度，実施されているリハビリテーションの内容とその効果がわかりづらい．

Key words　介護保険(care insurance, nursing insurance)，機能訓練指導員(rehabilitation instructor)通所介護・デイサービス(day service)，通所リハビリテーション・デイケア(day care)，訪問リハビリテーション(home-visit rehabilitation)，難病患者リハビリテーション(rehabilitation for incurable disease)

はじめに

パーキンソニズムを呈する疾患として，本邦の指定難病制度で指定されているものは，パーキンソン病(PD)，進行性核上性麻痺(PSP)，大脳皮質基底核変性症(CBD)，多系統萎縮症(MSA)の神経変性疾患である．さらに基底核領域の多発性脳梗塞によりパーキンソニズムがしばしば出現することが知られている．これらの疾患の在宅療養患者は，介護保険と医療保険の両制度からリハビリテーションサービスを受けることができる．この2系統のサービスは，指示や報告書の仕組みやリハビリテーション実施機関も異なり，複雑で医師と患者にとってわかりにくい．本稿ではパーキンソニズムを呈する在宅療養患者に適応可能なリハビリテーションについて介護保険，医療保険の各制度について整理し，外来担当医師の立場から課題を抽出する．

介護保険で行えるリハビリテーション

パーキンソニズムを呈する神経変性疾患や脳血管障害は，介護保険制度での特定疾病に指定されており，要介護(要支援)状態であれば，40~64歳では第2号被保険者として，65歳以上では第1号被保険者として，サービスを受けることができる．介護保険制度では，通所介護(デイサービス)でのリハビリテーション，通所リハビリテーション(デイケア)，訪問リハビリテーションがある．それぞれのリハビリテーションの施設基準，担当する職員の要件が異なっている．

[*1] Tadashi ICHIKAWA, 〒362-8567 埼玉県上尾市西貝塚148-1　埼玉県総合リハビリテーションセンター，副センター長・脳神経内科
[*2] Mitsutoshi YAMAMOTO, 高松神経内科クリニック，院長

1．通所介護（デイサービス）

通所介護（デイサービス）では，リハビリテーションはサービスの一部として行われる．リハビリテーションを担当する職種は，機能訓練指導員として，理学療法士（PT）・作業療法士（OT）・言語聴覚士（ST），看護職員，柔道整復師またはあん摩マッサージ指圧師となっている．2018（平成30）年度からは鍼灸師も機能訓練指導員となれるよう条件が緩和された．機能訓練の担当者は，必ずしもリハビリテーション療法士とは限らない[1]．デイサービスのプログラムとして，機能訓練時間の指定はなく，各事業者の提出する計画書に任されている．デイサービスでのリハビリテーションでは，個別機能訓練加算（Ⅰ）または（Ⅱ）が設定されている．機能訓練指導員が多職種と連携して計画書を作成し，身体機能（座る，立つ，歩く）向上訓練を行うと加算（Ⅰ）を，生活機能（単独入浴，調理，掃除など）向上訓練を行うと加算（Ⅱ）を算定できる．要件としては，実際の従事者1名に対して利用者1名（1対1）での機能訓練の必要はなく（加算（Ⅱ）であっても小集団で可），多職種で作成する計画書と機能訓練であり，機能訓練は集団で実施することが多いと推察される．

2017（平成29）年度に10,000事業所を対象とするアンケート調査（回収数1,417）[2]により個別機能訓練加算や機能訓練指導員の職種分類などについて実態が示された．これによると，回答事業所のうち，個別機能訓練加算（Ⅰ）は23.4%，加算（Ⅱ）は31.4%で算定されていた．この加算は機能訓練指導員が2名以上配置されていれば，同日両者を算定できるので，実際には，個別機能訓練加算を全く算定していない事業所が半数以上あると推定できる．また，機能訓練指導員の職種としては，看護師40.3%，准看護師31.2%と看護職が多く，PT 10.4%，OT 4.8%，ST 0.7%を大きく上回っている．

2．通所リハビリテーション（デイケア）

通所リハビリテーション（デイケア）は，文字通りリハビリテーションに特化したサービスである．要件として，専任医師の配置が必要であるが，病院や診療所に併設する介護老人保健施設（老健）では，兼務が認められている．このことから実質，病院，診療所，老健で行われる．リハビリテーション担当者としては，利用者10名に対して1名のPT，OTもしくはSTまたは看護師，准看護師もしくは介護職員とされ，その内数として利用者100名あたり1名のPT・OT・STを必要としている．1〜2時間の短時間サービスの場合は，緩和要件としてPT・OT・STの代わりに，研修を受けた看護職，柔道整復師，あん摩マッサージ師で良いとしている．リハビリテーション計画書の作成を，多職種会議において行うことで，リハビリテーションマネジメント加算が算定できる．また，短期集中個別リハビリテーションの加算もあり，退院後や認定後早期のリハビリテーション開始が誘導されている．通所リハビリテーションについての利用者の目的は，要支援，要介護にかかわらず，歩行・移動にフォーカスされている．訓練内容としても，歩行・移動，移乗，姿勢保持訓練が訓練時間の多くを占める[3]．

3．訪問リハビリテーション

訪問リハビリテーションは，病院，診療所，老健にて行われる．担当する職種はPT，OT，STに限定されている．1回に20分（40分以上行うと2回分で算定）で算定される．訪問リハビリテーションの対象者は通院が困難な者とされており，単独で病院受診が可能な患者は除外される．PD，PSP，CBD，MSAなどの指定難病では，要支援者については介護予防訪問リハビリテーション，要介護者では訪問リハビリテーションの自己負担額に対して難病患者医療助成を受けることができる．通所リハビリテーションと同様にリハビリテーションマネジメント加算，短期集中リハビリテーション加算の制度がある．通所介護（デイサービス），通所リハビリテーション（デイケア）との差異は，訪問リハビリテーションでは，計画的な医学管理を行っている医師の指示に基づき行われることである．現状として1訪問当たり40分で週2回程度実施されていることが多い．訪問リハビリテーションが必要となった原因疾患では

表 1. 通所介護と通所リハビリテーションの比較

	通所リハビリテーション	通所介護
サービスを提供する施設	**病院，診療所，介護老人保健施設**	（一）
医師の配置	**専任の常勤医師 1 名以上**	（一）
リハビリテーションを実施する理学療法士・作業療法士・言語聴覚士および機能訓練指導員の配置	理学療法士，作業療法士，言語聴覚士を単位ごとに利用者100人に1名以上 ※所要時間1～2時間の通所リハビリテーションを行う場合であって，定期的に適切な研修を修了している看護師，准看護師，柔道整復師，あん摩マッサージ師がリハビリテーションを提供する場合は，これらの者を当該単位におけるリハビリテーションの提供に当たる理学療法士等として計算することができる．	機能訓練指導員　1 名以上 【指定居宅サービス等の事業の人員，設備および運営に関する基準第 93 条第 6 項】 機能訓練指導員とは日常生活を営むのに必要な機能の減退を防止するための訓練を行う能力を有する者．この「訓練を行う能力を有する者」とは，理学療法士・作業療法士・言語聴覚士，看護職員，柔道整復師またはあん摩マッサージ指圧師の資格を有する者とする．
基本方針	【指定居宅サービス等の事業の人員，設備および運営に関する基準第 110 条】 要介護状態になった場合においても，その利用者が可能な限りその居宅において，その有する能力に応じ，自立した日常生活を営むことができるよう生活機能の維持または向上を目指し，**理学療法，作業療法その他必要なリハビリテーションを行うことにより**，利用者の心身機能の維持回復をはかるものでなければならない．	【指定居宅サービス等の事業の人員，設備および運営に関する基準第 92 条】 要介護状態になった場合においても，その利用者が可能な限りその居宅において，その有する能力に応じ，自立した日常生活を営むことができるよう生活機能の維持または向上を目指し，**必要な日常生活の世話および機能訓練を行うことにより，利用者の社会的孤立感の解消および心身の機能の維持ならびに利用者家族の身体的および精神的負担の軽減をはかるものでなければならない．**
リハビリテーション計画書／通所介護計画書	通所リハビリテーション計画書 **医師の診察内容**および運動機能検査等の結果を基に，指定通所リハビリテーションの提供にかかわる従業者が共同して個々の利用者ごとに作成する．	通所介護計画 利用者の心身の状況希望およびその置かれている環境を踏まえて，機能訓練等の目標，当該目標を達成するための具体的なサービスの内容等を記載する．

（文献 1 より引用）

パーキンソン病が6.1%，その他の進行性神経筋疾患が4.1%を占めている[4]．

4．介護保険でのリハビリテーションの課題

パーキンソニズムを呈する在宅療養患者が介護保険で利用できるリハビリテーションサービスは，通所介護（デイサービス）でのリハビリテーション，通所リハビリテーション（デイケア）と訪問リハビリテーションがある．上記したように，デイサービスでのリハビリテーションは，必ずしもリハビリテーション療法士によって実施されるとは限らず，患者個人の障害の特徴を捉えて1対1で行うリハビリテーションとはいえない．通所リハビリテーションも原則的には集団訓練で，PT, OT, ST の配置基準は低い．通所介護と通所リハビリテーションの比較を**表1**に示す．訪問リハビリテーションは，訪問のため当然，1対1訓練であるが，サービス適応は通所が困難な患者に限られている．

医療保険で実施できるリハビリテーション

医療保険でのリハビリテーションは，1対1訓

練と集団訓練がある．

1．1対1訓練

医療保険でのリハビリテーションは原則1対1訓練となっている．パーキンソニズムを呈する疾患では，疾患別リハビリテーションの脳血管疾患等リハビリテーションに分類される．脳血管疾患等リハビリテーションは，急性発症の脳血管障害では発症あるいは増悪した起算日として 180 日までが算定可能となっている[5]．脳血管性パーキンソニズムでは，増悪日がはっきりしていればその日が適応される．PD, PSP, CBD, MSA は慢性の神経疾患とされるが，発症日や増悪日を決めることが困難である．この場合はリハビリテーションを必要とした日を起算日とするほかない．診療報酬制度では都道府県単位での支払い基金や各保険者によって算定可・不可が異なることがあるため，全国一律に上記起算日で良いかは判然としない．また，脳血管疾患等リハビリテーションでは，起算日から 180 日超では減算規定があるが，神経変性疾患に適用されるかも判然としない．

2．集団リハビリテーション

　医療保険で実施できる集団リハビリテーションは，難病患者リハビリテーション料として実施・算定できる．この診療報酬項目には，起算日の考え方はない．難病患者リハビリテーション料算定の要件は，指定難病医療機関で PT・OT・ST のいずれか1名以上，看護師を1名以上の配置，患者1名につき1日6時間以上の実施，最大20名までとなっている[5]．1日がかりの病院受診でのリハビリテーションであり，患者・家族への負担もあるため，実施医療機関は多くはない．

3．あん摩・マッサージ

　外来診療にあたって，しばしば依頼されるのが，あん摩マッサージ同意書である．これは，はり師，きゅう師およびあん摩・マッサージ・指圧師による施術に関する同意書である．医療保険の対象と認められるのは，リウマチ，神経痛，およびこれらと同一範疇と認められる疾病で，医師による適当な治療手段がない場合に限られ[6]，パーキンソニズムに適応があるとは言い難い．また，往療が認められるのは，単独での歩行外出が困難である場合に限られる．以上の点を十分留意し同意書を作成する必要がある．本邦では，指定難病患者に対する医療費助成制度があり[7]，難病医療助成費制度では介護保険で実施される訪問リハビリテーションや介護予防訪問リハビリテーションの費用も対象としている．医療費の補助制度が充実しているため，あん摩・マッサージなどの施術を追加しても医療費の自己負担が新たに発生しないことも多く，患者・家族からの要望につながっているとも考えられる．

在宅患者のリハビリテーション実施状況

　パーキンソニズムを呈する疾患との分類での実態調査は，筆者の検索した範囲では行われていない．PD の介護保険などでのリハビリテーションの利用状況については，中江によりアンケート調査が行われた[8]．このアンケートは全国パーキンソン病友の会某県支部の159名を対象として2012年に施行され，91名より回答を得た．91名

中デイサービス利用者は27名，デイケアは21名であった．訪問リハビリテーションを受けている人数は記載がない．対象者の51.6%が介護保険でのリハビリテーションを受けていた．また48.4%の患者が医療機関での運動療法の経験があるが，継続しているのは12.1%に過ぎなかった．この調査では，実施されているリハビリテーションの量，頻度，内容については調査項目となっていない．介護保険制度がスタートした2000年より以前の1997年に行われた長崎県での PD 患者200名へのアンケート調査[9]によると，医療機関でのリハビリテーションサービスを受けているのは23.6%であった．介護保険制度によって，在宅 PD 患者が何らかのリハビリテーションサービスを受ける機会は拡大している．パーキンソニズムを呈する PD 以外の神経変性疾患でも，リハビリテーションを受ける機会は増加していると推定できる．また，地域によっては，進行期の重症神経筋疾の在宅患者の支援システムが構築され，在宅療養，緊急時対応とともに，神経筋疾患に対応できる訪問リハビリテーション人材の育成なども行っている[10]．

在宅療養患者リハビリテーションの課題

　課題を分類すると，リハビリテーション内容とアウトカムに集約できる．入院集中的リハビリテーションの効果は報告が蓄積されつつある．Ferrazzoli ら[11]は，1か月間，1日4時間の多種目リハビリテーションにより Unified Parkinson's Disease Rating Scale（UPDRS）で平均12.4ポイント，Berg Balance Scale で平均5.7ポイントの有意な改善を，また PDQ39 での持続する改善を示した．内容，強度，頻度などを統一することで信頼できるデータが導き出せたと考える．

　一方，在宅神経変性疾患患者への地域リハビリテーションの効果は判然としない．在宅 PD 患者を対象としたリハビリテーション介入研究では，Ashburn ら[12]の474名を対象とし，頻回転倒のリスクをアウトカムにした研究がある．個別プログラムを作成して自宅練習と個別訪問を行った群

（介入群）とコントロール群で頻回転倒リスクを比較したところ，週3回以上12か月の自宅リハビリテーションを行った介入群と非介入群で差がみられなかった．一方，Schenkmanら[13]は，未治療PD患者128名を高強度のトレッドミル歩行訓練群，中強度トレッドミル歩行訓練群，コントロール（非介入）群に分け，トレッドミルを1回40〜50分，週3回試行し，6か月で比較したところ，高強度トレッドミル歩行訓練群で他2群に比較してUPDRSが有意に低くなっていた．

　以上から，在宅患者のリハビリテーションは，リハビリテーション内容，強度，対象，アウトカムなどによって有効性評価が変わることが推定される．パーキンソニズムを呈するPD以外のPSP，MSA，CBDなどに関する在宅患者リハビリテーションの効果を他覚的に評価した論文は，筆者の調べた範囲ではなかった．

　介護保険制度は本邦独自であり，脳血管障害や神経変性疾患の在宅療養患者がリハビリテーションを受ける機会は増加している．しかし，デイサービスでのリハビリテーションは機能訓練指導員の資格があればできるため，必ずしもリハビリテーション療法士によらないことやパーキンソニズムに対応するプログラムが作成されているかなどは不明である．またデイケアでのリハビリテーションでは，利用人数100名に対しリハビリテーション療法士の配置は1名以上となっており，非常に手薄な印象を受ける．訪問リハビリテーション，介護予防訪問リハビリテーションは地域資源が十分といえない．

　パーキンソニズムを呈する在宅療養患者の担当医には，介護保険，医療保険でのリハビリテーション提供制度がわかりづらく，その内容も具体的に何がどのように行われているか判然としない．リハビリテーションに関する情報共有が不十分である．介護と医療の連携をはかり，リハビリテーションの内容や効果判定について情報共有することが望まれる．

文　献

1) 社会保険審議会介護給付費分科会　第141回：通所介護および療養通所介護（参考資料）参考資料3．平成29(2017)年6月21日．
2) 三菱UFJリサーチ＆コンサルティング　H29(2017)年度老人保健推進費等補助金　老人保健健康増進等事業：通所介護に関する調査研究事業．
3) 社会保険審議会介護給付費分科会　第141回：通所リハビリテーション参考資料4．平成29(2017)年6月21日．
4) 社会保険審議会介護給付費分科会　第140回：訪問リハビリテーション参考資料1．平成29(2017)年6月7日．
5) 平成30(2018)年厚生労働省告示　第43号：診療報酬の算定方法の一部を改正する件　第2章　別表　第7部リハビリテーション．平成30(2018)年3月5日．
6) 厚生労働省保医発0620第1号：はり師，きゅう師及びあん摩・マッサージ・指圧師の施術に係る療養費の支給の留意事項等について．平成30(2018)年6月20日．
7) 平成26(2014)年法律第50号：難病の患者に対する医療等に関する法律．
8) 中江秀幸：在宅PD患者の介護保険サービス利用状況と運動療法実施状況に関するアンケート調査．ヘルスプロモーション理療研，4(3)：113-119，2014．
9) 佐々木久仁子ほか：パーキンソン病患者に対するリハビリテーションの現状調査．長崎大医療技短大紀，14(1)：45-50，2001．
10) 田中勇次郎：地域包括支援ケア時代の神経筋疾患者のリハビリテーション．*Jpn J Rehabil Med*，**35**：540-543，2016．
11) Ferrazzoli D, et al：Efficacy of intensive multi-disciplinary rehabilitation in Parkinson's disease：a randomized controlled study．*J Neurol Neurosurg Psychiatry*，**89**：828-835，2018．
12) Ashburn A, et al：Exercise- and strategy-based physiotherapy-delivered intervention for preventing repeat falls in people with Parkinson's：PDSAFE RCT，*Health Technol Assess*，**23**(36)：1-150，2019．
13) Schenkman M, et al：Effect of High-Intensity Treadmill Exercise on Motor Symptoms in Patients with De Novo Parkinson Diseasse A Pase 2 Randomized Clinical Trials．*JAMA Neurol*，**75**(2)：219-226，2018．

Monthly Book
MEDICAL REHABILITATION

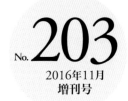

No. **203**
2016年11月
増刊号

リハビリテーションに役立つ！
睡眠障害・睡眠呼吸障害の知識

編集企画　**近藤国嗣**（東京湾岸リハビリテーション病院院長）

【 目 次 】

リハビリテーションにおける睡眠障害・睡眠呼吸障害の最前線を網羅。
1冊丸ごと役に立つこと間違いなし！

（株）全日本病院出版会

各誌目次がご覧いただけます！
www.zenniti.com

〒113-0033　東京都文京区本郷3-16-4　　電話（03）5689-5989　　FAX（03）5689-8030

MB Med Reha **No.248**：15-22, 2020

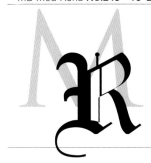

パーキンソニズムの理学療法

大森圭貢[*1]　柴　喜崇[*2]　森尾裕志[*3]

Abstract　パーキンソン病，進行性核上性麻痺および多系統萎縮症のパーキンソニズムを呈する者に対する四肢体幹へのストレッチ，筋力トレーニングなどの機能トレーニング，そして様々な形態での歩行やバランス練習などの理学療法は，疾患者の生活活動を維持・向上させる有効な方法である．また小刻み歩行や，すくみ足，眼球運動障害，失調症状などの疾患特異的な障害に対しても，それぞれ外的手がかりの付与，視覚探索練習そして弾性緊縛帯の装着などといった障害特性への対策によって活動へ好影響をもたらす．しかし進行性核上性麻痺，多系統萎縮症に対する理学療法の効果の報告は少なく，調査を積み重ねる必要がある．また進行性疾患であり早期からの介入が求められるが，本邦の社会保障制度の状況を鑑みると，これら疾患者が運動を含めた活動に早期から取り組める自主グループ活動のような機会提供の場の整備が必要と考えられる．

Key words　パーキンソニズム（Parkinsonism），理学療法（physical therapy），グループ活動（group activities）

はじめに

パーキンソニズムは，パーキンソン病（Parkinson disease；PD），進行性核上性麻痺（progressive supranuclear palsy；PSP），多系統萎縮症（multiple system atrophy；MSA），大脳基底核皮質変性症，多発性脳梗塞後や脳炎後など多岐にわたる疾患で生じる．また，その障害は疾患者が高齢なことが多く，理学療法はそれぞれの疾患に特異的な障害と，加齢に伴って生じる心身機能の低下と活動制限に対応する必要がある．さらに障害は徐々に重くなるため，補装具や自助具などの福祉用具を早期から導入し，本人と家族が安全で安楽な生活を過ごせる環境を整備する必要がある．本稿では疾患者数の急激な増加が予想されている

PD を主として，併せて PSP，MSA の理学療法について概説する．

PD 者に対する理学療法

1．PD 者を巡る諸問題

リハビリテーションが日本に輸入されて半世紀，導入当初は神経系疾患の範疇では脳血管障害がメジャーな疾患であった．現在，PD パンデミックが危惧されており，罹患者数の増加率は認知症のそれを上回り，過去20年間との比較で将来2倍に達することが見込まれている[1]．日本では介護保険優先原則の厳格適用に従い，今まで病院などで実施していた PD 者のリハビリテーションが軒並み打ち切りとなったことは記憶に新しい．また，「難病であるか否かは，その時代の医療水準や

[*1]　Yoshitsugu OMORI，〒 244-0806　神奈川県横浜市戸塚区上品濃 16-48　湘南医療大学保健医療学部リハビリテーション学科，教授
[*2]　Yoshitaka SHIBA　北里大学医療衛生学部リハビリテーション学科，講師
[*3]　Yuji MORIO，湘南医療大学保健医療学部リハビリテーション学科，准教授

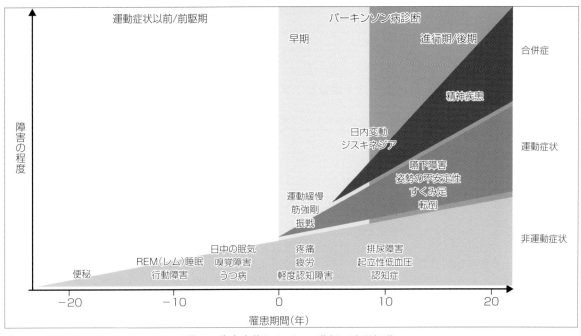

図 1. 臨床症状および PD 進行の時間経過

（文献 3 より一部改変）

社会事情によって変化します」と明確に記述され[2]，医師による PD の診断にあたり，軽症な患者の難病指定基準について議論が進んでいることは周知の事実である．すなわち，"平均寿命"の延伸と制度のサステイナビリティー議論の狭間において，PD 者数が増加しているにもかかわらず受け皿であった病院外来からの退出が相まって，行き場を失った家族（当事者およびそのパートナー）が地域に大量に産み出される状況にあるといえる．

2．PD 者の生涯にわたる経過

英国において PD がひとつの疾患として整理された時期を軌を一とし日本では明治維新の時期から一世紀半の時間が経過した．そのうち日本でのリハビリテーションの歴史は半世紀程であり，遍く（あまね）リハビリテーション専門職（理学療法士，作業療法士，言語聴覚士）に疾患認識が行き渡ったのはここ四半世紀といえる．医学的には PD の診断，薬物・手術療法など日進月歩の技術開発がなされた．恩恵として PD 者は天寿を全うすることができた．一方で難病の範疇にある PD 者は，発症以降の多彩な症状が生涯増えることで，家族の介護期間は増すことになる．

PD 者の生涯にわたる経過を示す（**図 1**）[3]．医師による診断を起点として前後 20 年あまり重奏する多彩な症状に苦しむことになる．経過を 3 つの時期に分けると，early phase（PD 発症-診断；非運動症状のみ prodromal PD），mid phase（診断以降；非運動症状に加えて運動症状出現），late phase（非運動・運動症状に加えて合併症の出現）の時期に区分される．Movement Disorder Society-Sponsored Revision of the Unified Parkinson's Disease Rating Scale（MDS-UPDRS）を構成する各 part の経過に伴う症状の可視化が参考になる．① 非運動症状（便秘，REM 睡眠行動障害，日中の眠気，嗅覚障害，うつ病，疼痛，疲労，軽度認知障害，排尿障害，起立性低血圧，認知症など），② 運動症状（運動緩慢，筋強剛，振戦，嚥下障害，姿勢の不安定性，すくみ足，転倒など），③ 合併症（日内変動，ジスキネジア，精神疾患など）の 3 領域の症状が重層的に出現し症状が加算される．

3．軽症 PD 者におけるリハビリテーション

1）早期運動介入における科学的根拠

日本神経学会が発刊した「パーキンソン病診療ガイドライン 2018」[4]"パーキンソン病のリハビリテーション"の章で，臨床への応用として「早期から進行期までどのステージにおいても介入すると

有効性が高い…」と記述されており，早期（診断時）からのリハビリテーションの効果が認められることについて言及している．

　日本理学療法士協会が 1990～2010 年までの論文をもとに編纂した「パーキンソン病理学療法診療ガイドライン第 1 版（2011 年）」[5] が発表されている．科学的根拠の資料となる無作為化比較対照試験で検討された研究論文数は，late phase に該当する Hoehn & Yahr Stage（以下，H&Y）Ⅳ（5 編）・Ⅴ（0 編）は極めて少なく，early phase に該当する H&Y Ⅰ（11 編）・Ⅱ（25 編）・Ⅲ（23 編）といった早期からの運動介入で実施された研究数が多い[6]．

　英国の「NICE（National Institute for Health and Care Excellence）guideline」（2017 年）[7] によると非運動症状および運動症状に対する非薬物療法の節において，早期（診断時）のパーキンソン病者〔1.7. Consider referring people who are in the early stages of Parkinson's disease to…〕を文頭とし，理学療法〔1.7.2…a physiotherapist with experience of Parkinson's disease for assessment, education and advice, including information about physical activity.（grade；B）〕，作業療法〔1.7.5…an occupational therapist with experience of Parkinson's disease for assessment, education and advice on motor and non-motor symptoms.（grade；B）〕，言語聴覚療法〔1.7.7…a speech and language therapist with experience of Parkinson's disease for assessment, education and advice.〕が続いて記述され，早期からの PD 者に対してリハビリテーション専門職による，評価，教育，アドバイスなどが有効であるとしている．総じて，専ら早期の運動介入の科学的根拠が豊富にあることから，早期（診断時）から積極的にかかわるリハビリテーションの重要性がうかがえる．

2）軽症 PD 者における重症度分類 stage 毎の理学療法目標

　軽症 PD 者における H&Y の重症度分類毎の標準的な理学療法目標を以下に紹介する[8]．

【H&Y Ⅰ】① 定期的な身体活動を維持する．② まっすぐな姿勢を維持する．③ 大きく，均等な文字を書くことに集中し，少なくとも毎日文字を 1 ページ書く．④ 小字症の悪化予防に取り組む．⑤ 下肢筋力を維持するために異なる高さの座面からの立ち上がり，スクワット，階段を上がるトレーニングを実施する．⑥ 外的刺激と注意戦略を利用し立ち上がり，歩行，仰臥位からベッド上端座位までの動作を実施する．

【H&Y Ⅱ】① 定期的な身体活動を維持する．② まっすぐな姿勢を維持する．③ 大きく，均等な文字を書くことに集中し，少なくとも毎日文字を 1 ページ書き，小字症に対応する．④ 外的刺激と注意戦略を利用し立ち上がり，歩行，仰臥位からベッド上端座位までの動作を実施する．⑤ 転倒予防に向け家の改修をする．⑥ 筋のストレッチとポジショニングを実施する．

【H&Y Ⅲ】① 定期的な身体活動を維持する．② 転倒が起こった日付，時間，場所，動作を日誌に記録する．③ 歩行，立ち上がり，ベッド周りの移動，方向転換，手を伸ばす，握る，物の操作，書字時における動作緩慢，姿勢の不安定を克服するための戦略をトレーニングする．④ まっすぐな姿勢を維持する．⑤ 筋のストレッチとポジショニングを実施する．

　以上が理学療法の標準的な目標となる．

4．当事者グループ活動の紹介

　地域で PD 者の運動機会の受け皿が不足している問題解決のため，多職種協働によるチームを組織化し，公的保険外による毎月開催の当事者グループ（以下，PD Place〔https://pdplacehp.wixsite.com/website〕（引用日 2019 年 11 月 18 日））を当事者とともに運営している．主旨は，医療や福祉を離れた場，すなわち住み慣れた生活地域において行われる「当事者が主体となり活動する心理・精神機能および運動機能の増進の場」を広めていくことといえる．2018 年 10 月～2019 年 11 月までに 12 回開催し，当事者参加人数は延べ 50 名を超える．平均年齢 70 歳代，範囲 50～80 歳代，罹患期

間約8年となっている．本自主グループ参加者は，相模原市およびその近郊の市町村に在住のPD当事者およびその付き添い者である．募集方法は，当事者団体，クリニック，市関連部署などにチラシを配布した．また，WEBおよびSNSも公開している．運動介入はリハビリテーション専門職，インストラクター（ダンス・ヨガ・太極拳）が担当している．内容は，①体調確認，②参加者同士での情報交換，③ストレッチを含む準備体操，④発声と口腔の運動，⑤姿勢調整と体操の5項目で構成し，合計時間が1時間である．心理・精神機能および運動機能領域などの包括的な測定を定期的に実施している．

満足度調査結果は，①情報交換，②総合的項目（各20％），③体調確認，④準備体操，⑤発声と口腔，⑥姿勢調整と体操（各60％），⑦スタッフの対応，⑧参加継続の意向（各80％）であった．運動介入が中心のため当事者同士の情報交換の時間を多くとれず，情報交換ひいては総合的な満足度が低値を示したことがうかがえる．

PD者は，生涯にわたり多彩な症状が重層的に修飾されることにより家族の介護負担が増す．多様な医療技術の開発により当事者の"平均寿命"延伸の一助となったが，一方でパートナーの介護期間も長期にわたることを忘れてはならない．PD者の"健康寿命"延伸のための早期運動介入の重要性を示し，現在日本の社会保障制度が置かれている状況を鑑み，1つの提案として当事者主体による自主グループの紹介をした．

PSP者に対する理学療法

PSPは，項部ジストニア，パーキンソニズム，核上性眼球運動障害，仮性球麻痺，認知機能障害などが生じる緩徐進行性の神経変性疾患であり，平均60歳代で発症することが多いとされる[9]．そしてバランス障害や歩行障害などの粗大動作の制限が生じ，結果として日常生活活動全般に制限がかかる．このため理学療法では疾患特異的な症状と加齢による身体機能の低下の双方を把握して対応する．

PSP者に対するバランス障害や歩行障害などに対する介入効果の報告[10)~15)]は少ない．Burnら[10)]は60歳代の男性PSP者1名に対して体重サポート下でのトレッドミル歩行トレーニングを8週間行った結果，トレーニング開始期間以降には転倒発生が減少し，バランスと歩行指標の改善が得られたとしている．Steffenら[11)]はPSPと大脳皮質基底核変性症が混在した70歳代の男性1名に対して下肢と体幹のストレッチと下肢強化運動，直立バランス練習あるいは体重を免荷してのトレッドミル歩行を2.5年間行った結果，転倒頻度は減少し，安定性限界およびバランス機能の指標は維持され，そして歩行状態の低下はわずかにとどまったとしている．またPSP者1名に対して垂直方向の眼球運動障害を補うためにプリズムレンズを使用して四肢の協調，傾斜板でのバランス，歩行，視覚による経路発見と視覚スキャンの能力を改善することをターゲットとした練習を行った結果，効果が得られたことが報告されている[12)]．これらは1事例を対象としたものであるが，群間比較研究デザインを用いてPSP者に対する介入効果を検証した報告もある[13)14)]．Zampieriら[13)]は中等度に障害されたPSP者を準無作為に介入群10名と対照群9名に割り付けて歩行への効果を検証し，バランストレーニングのみを行った対照群ではステップ長のみの改善であったが，眼球運動および視覚認識トレーニングを併用した介入群ではスタンス時間と歩行速度の大幅な改善が得られたとして，中程度の障害を持つPSP者の歩行に対するバランストレーニングの補完療法として眼球運動を支持している．同じくZampieriら[14)]は認知症の疑いが少なく短距離歩行の可能なPSP者19名をバランストレーニングのみを実施する群と眼球運動および視覚認識運動を補完するバランストレーニングを実施する2群に割り付けたところ，眼球運動および視覚認識運動を補完するバランストレーニングを実施した群ではバランスと視線制御は大幅に改善されたものの，バランストレーニングの

みを受けた群では有意な改善がなかったとしている.

本邦においては,右田ら[15]がすくみ足と小刻み歩行が著しい歩行障害の顕著な80歳代の女性PSP者1名に対する介入の効果を報告している.既製のレーザー杖を使用した直後には効果が得られたもののその後レーザー杖の使用忘れやスイッチの押し忘れなどによって適応が不十分だったとしている.このため使い慣れていた4点杖をレーザー杖に改良して使うことで,直後からすくみ足・小刻み歩行の改善が得られ,移動時間の短縮そしてトイレ動作が間に合うようになったとしている.また武田[16]は眼球運動障害,前頭葉機能障害とバランス障害によって再転倒のリスクの高い60歳代男性に対して頸部の関節可動域運動,バランス練習,日常生活動作指導そして下方確認などについて介入を行い,前頭葉機能障害の症状に著変はなかったが,入浴や歩行動作の向上が得られ,日常生活場面で下方の確認が行えるようになったとしている.遠藤ら[17]は,改訂版長谷川式簡易認知スケールが6点,mini-mental state examinationが9点,H&Y Vの80歳の男性PSP者に対して逆方向連鎖法による起き上がり動作練習を用い,介入前には全介助であった起き上がり動作が自力で遂行できるに至ったとしている.この報告では練習期間中に筋固縮,筋力低下,眼球の下方注視障害,認知機能に著明な改善がなかったとし,PSP者では認知機能や身体運動機能の改善がない時期においても,動作・活動の向上ははかり得るものとして捉える必要性を示唆している.

PSP者に対する理学療法を包括すると,一般的に行われるストレッチ,筋力トレーニング,トレッドミルを用いるなどの各様式での歩行練習,起居動作練習などを行うことで動作能力の維持や向上の効果は得られると考えられる.さらに疾患特異的な症状である眼球運動障害の改善をターゲットとした介入を併用することでより良い効果が期待できる.しかし,1事例での報告が多いことを考えるとPSP者に対する理学療法には個別性を踏まえることが重要なのかもしれない.対象者の「困っていること」を把握し,個別に柔軟な対応を行った事例の積み重ねがPSP者の理学療法の構築に必要である.

MSA者に対する理学療法

MSAは,従来別の疾患として記載されていたオリーブ橋小脳萎縮症,線条体黒質変性症,シャイ・ドレーガー症候群の3つの疾患が同一疾患の異なる病型であることが判明して,これらを包括する病名として提唱されたものである[18].

MSAの進行は,PDや他の脊髄小脳変性症(spinocerebellar degeneration;SCD)と比べて早く,発症から介助歩行・車椅子移動・寝たきり状態・死亡に至る期間の中央値はそれぞれ3年・5年・8年・9年であったと報告されている[19].また,MSAはPDと異なりレボドパに対する反応性が悪く,その症状も多岐にわたるため,リハビリテーションに向けられる期待は大きい[20].

MSAに対する理学療法の効果は,ほとんど検討されておらず,症状に応じて小脳性運動失調やパーキンソニズムに対する運動療法を実施することになる[18].小脳性運動失調を主体とするSCDでは集中リハビリテーションに対する研究の結果がドイツ[21],日本[22]から報告されている.介入量は1～2時間/回×週3～7回×4週間,プログラムの内容は静的バランス,動的バランス,平地や凹凸地の歩行,階段昇降,体幹と四肢の協調運動,重症度や個別性を配慮した立位や移動などに関連する日常生活活動練習,転倒防止のためのステップ練習,肩と脊椎の拘縮予防などであった.また,病状が進行すると,声帯や呼吸筋の運動障害により随意的咳嗽力が低下することが多いため,呼吸理学療法や機械的排痰補助の導入を検討する[18].

1.軽症例の理学療法

定期的な指導を行いながら自主トレーニングを実施してもらう.四肢・体幹の関節可動域や筋力,持久力,心肺機能などの維持・改善をはかる.転

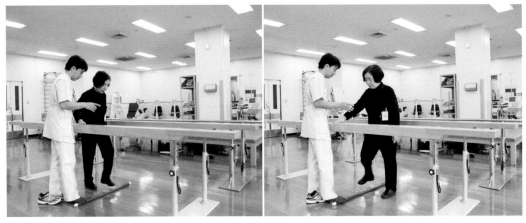

図 2. 転倒防止のためのステップ練習の一例

つま先・障害物間距離を改善するために，前後方向，左右方向にそれぞれステップを行っている様子である．例では，1〜3 cm の高さの障害物を用いている．視覚的な刺激と，聴覚的な刺激を加え，リズミカルに行うことが望ましい．また，転倒に留意し，必ずセラピストの監視下で安全な場所で行うようにする．

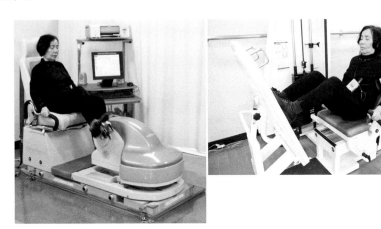

a|b

図 3. 半臥位での持久力トレーニングと下肢筋力トレーニングの一例

運動中の低血圧による転倒を防ぐ目的で，半臥位で実施できるトレーニングを取り入れる．例では，半臥位での持久力トレーニング(a)と半臥位での下肢筋力トレーニング(b)を実施している．

倒防止のためのステップ練習などを取り入れることが望ましい(図2)．廃用症候群が認められる場合は，筋力増強訓練の導入も考慮する．明確なエビデンスは報告されていない[1]が，下肢に弾性緊縛帯や重錘の負荷を併用すると歩容が改善することを臨床上で経験するため，歩行練習では使用を考慮する．

2．中等症例の理学療法

起立性低血圧をはじめとした自律神経症状も徐々に目立つようになり，立ちくらみや失神などで転倒する危険性が高くなる．そのため，練習前，中，後に血圧を測定し，そのリスクを把握する．

起立性低血圧の定義は，臥位から起立時，または60° 以上の角度での受動的起立において，起立3分以内に収縮期血圧で 20 mmHg 以上または拡張期血圧で 10 mmHg 以上低下する場合とされている[23]．起立性低血圧を認める場合には，座位または半臥位で実施できるトレーニングを取り入れる(図3)．また，小脳性運動失調に起因する転倒も出現しやすくなるため，転倒予防や転倒時の骨折などの外傷の防止については，補助具の活用や環境調整が現実的な対策である．その例として支持基底面を増やすための杖や歩行器の使用，動線に沿った手すりの設置，プロテクターの着用や軟ら

かい床材の使用などが挙げられる.

歩行障害はこの頃から顕著となる. 歩幅が狭く小刻み歩行となるため, 意識して大股で歩くように促す. すくみ足が出現する場合には視覚, 聴覚へのきっかけや, 介助による重心移動で下肢の振り出しを誘導し, その方法を教育する(図4).

3. 重症例の理学療法

重症例では不動による廃用症候群の予防のためにできるだけ座位や起立の練習を行い, 併せて関節可動域運動や筋力維持運動を行う. 呼吸障害や嚥下障害による呼吸器感染症を合併しやすいことから, 呼吸理学療法を行う. 気管支や肺に痰などが貯留している場合には, 体位ドレナージや徒手介助で痰を喀出する. また, それが難しいときには, 機械的咳介助の使用を考慮する.

パーキンソニズムの理学療法の課題

運動療法をはじめとする理学療法はパーキンソニズムを呈する者に対して総じて効果がある. しかし PD に比べて PSP, MSA に対する理学療法効果を検討した報告は少なく, 今後の調査・検証の積み重ねが必要である. PD 者の項でも述べたが, パーキンソニズムを呈する者の"健康寿命"延伸のためには早期からの運動を手段とした介入が必要であることは間違いない. 一方, 現在の日本の社会保障制度が置かれている状況を鑑みると, これらパーキンソニズムを呈する疾患者が運動を含めた活動に早期から取り組めるグループ形成や実施の機会提供の場の整備が必要である.

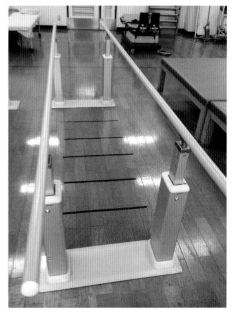

図 4. すくみ足, 小刻み歩行に対する視覚刺激
歩幅改善を目的に平行棒内にビニールテープでマーキングを施した様子である. すくみ足や小刻み歩行が出現する場合には, 視覚的なきっかけを与えることで症状が軽減する.

文 献

1) Dorsey ER, Bloem BR：The Parkinson Pandemic-A Call to Action. *JAMA Neurol*, **75**：9-10, 2018.
2) 難病情報センター〔http://www.nanbyou.or.jp/〕（引用日：2019.11.28).
3) Kalia LV, Lang AE：Parkinson's disease. *Lancet*, **386**：896-912, 2015.
4) 一般社団法人 日本神経学会：パーキンソン病診療ガイドライン 2018.〔https://www.neurology-jp.org/guidelinem/parkinson_2018.html〕（引用日：2019.11.28.）
5) 一般社団法人 日本理学療法士協会：パーキンソン病理学療法診療ガイドライン. 2011.〔http://www.japanpt.or.jp/upload/jspt/obj/files/guideline/14_parkinsons_disease.pdf〕（引用日：2019.11.28.）
6) 柴 喜崇：パーキンソン病に罹患している人々の予防的早期運動介入は障害進展予防となる. 理学療法—技術と研究—, **43**：1-4, 2015.
7) NICE（National Institute for Health and Care Excellence）guideline〔NG71〕：Parkinson's disease in adults. 2017.〔https://www.nice.org.uk/guidance/ng71〕（引用日：2019.11.28.）
8) Morris ME：Movement disorders in people with Parkinson disease：a model for physical therapy. *Phys Ther*, **80**：578-97, 2000.
9) 饗場郁子ほか：剖検例からみた進行性核上性麻痺臨床像. 神経内科, **56**：143-149, 2002.
10) Suteerawattananon M, et al：Supported treadmill training for gait and balance in a patient with progressive supranuclear palsy. *Phys Ther*, **82**(5)：485-495, 2002.

11）Steffen TM, et al：Long-term locomotor training for gait and balance in a patient with mixed progressive supranuclear palsy and corticobasal degeneration. *Phys Ther*, **87**(8)： 1078-1087. 2007.

12）Izzo KL, et al：Rehabilitation in progressive supranuclear palsy：case report. *Arch Phys Med Rehabil*, **67**(7)：473-476, 1986.

13）Zampieri C, Di Fabio RP：Balance and eye movement training to improve gait in people with progressive supranuclear palsy：quasi-randomized clinical trial. *Phys Ther*, **88**(12)：1460-1473, 2008.

14）Zampieri C, Di Fabio RP：Improvement of gaze control after balance and eye movement training in patients with progressive supranuclear palsy：a quasi-randomized controlled trial. *Arch Phys Med Rehabil*, **90**(2)：263-270, 2009.

15）石田真理衣ほか：レーザー杖の工夫により進行性核上性麻痺者の歩行改善に至った一症例―認知機能や生活環境の配慮する重要性について―. リハ研紀, **23**：71-74, 2014.

16）武田千絵：眼球運動障害・前頭葉機能障害を呈した進行性核上性麻痺患者の転倒リスク軽減に向けて. 石川作療学誌, **20**(1)：35-38, 2012.

17）遠藤有紗ほか：進行性核上性麻痺患者に対する逆方向連鎖法を用いた起き上がり動作練習. 行動リハ, **2**：31-37, 2013.

18）日本神経学会・厚生労働省「運動失調症の医療基盤に関する調査研究班」(監修), 「脊髄小脳変性症・多系統萎縮症診療ガイドライン」作成委員会（編集）：脊髄小脳変性症・多系統萎縮症診療ガイドライン. 南江堂, 2018.

19）Watanabe H, et al：Progression and prognosis in multiple system atrophy：an analysis of 230 Japanese patients. *Brain*, **125**：1070-1083, 2002.

20）中本久一ほか：神経筋疾患の治療と理学療法：多系統萎縮症に対する治療と理学療法. 理療ジャーナル, **47**：1061-1068, 2013.

21）Ilg W, et al：Intensive coordinative training improves motor performance in degenerative cerebellar disease. *Neurology*, **73**：1823-1830, 2009.

22）Miyai I, et al：Cerebellar ataxia rehabilitation trial in degenerative cerebellar diseases. *Neurorehabil Neural Repair*, **26**：515-522, 2012.

23）Freeman R, et al：Consensus statement on the definition of orthostatic hypotension, neurally mediated syncope and the postural tachycardia syndrome. *Clin Auton Res*, **21**：69-72, 2011.

特集／パーキンソニズムのリハビリテーション診療

パーキンソニズムの作業療法

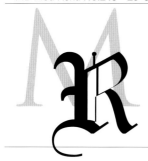

牟田博行*

Abstract　パーキンソニズムを呈する疾患は，パーキンソン病（Parkinson disease；PD）だけでなく多数存在するが，本稿では，リハビリテーションに関する科学的根拠が比較的多く，ガイドラインも整っている PD を中心に述べることとする.

PD は緩徐進行性であり，発症早期から進行の程度に合わせた継続的なリハビリテーションの関与が必要である．作業療法（occupational therapy；OT）においても発症初期から進行期まで，PD 患者の生活を支えるための目標設定と介入が重要である．本稿では，文献を参考に OT の介入方法やその効果，重要な役割である環境調整，就労支援，自動車運転，性的幸福や余暇活動なども紹介する．また，関連疾患として進行性核上性麻痺（PSP），多系統萎縮症（MSA），大脳皮質基底核変性症（CBD），レビー小体型認知症（DLB）のリハビリテーションについても一部記載する.

Key words　パーキンソニズム（Parkinsonism），パーキンソン病（Parkinson disease；PD），リハビリテーション（rehabilitation），作業療法（occupational therapy；OT）

はじめに

パーキンソニズムを呈する疾患は，発症初期には鑑別が難しくリハビリテーションの経過中に病態が明らかとなることも少なくない．パーキンソニズムを呈する代表的疾患はパーキンソン病（Parkinson disease；PD）であり，医師による診断・治療に加えてリハビリテーションを行うことが症状の改善だけでなく，生活の質的向上に役立つ．中でも作業療法（occupational therapy；OT）は上肢操作，移動練習，安全技術，家族教育などの手段を用いて ADL の改善や介護者の負担軽減に役立つことが報告されている[1]．PD は緩徐進行性であり発症初期から進行の程度に合わせた継続的なリハビリテーションの関与が望ましく，特に診断を受けた初期段階からの身体的ケアに加えて心理的・精神的なケアも必要である[2]．しかし，

本邦において初期段階からのリハビリテーションの関与はいまだに十分とはいえない．様々な要因が考えられるが，現実には，医療機関や地域の生活場面で作業療法士（registered occupational therapist；OTR）を含むリハビリテーション関連職種が患者への関与をスタートするのは，症状が進行し Hoehn & Yahr の重症度分類（Hoehn & Yahr Staging Scale；H & Y stage）3 以上と診断された後であることが多い.

そこで本稿では OT による発症初期から進行期までの患者の個別性に応じた生活目標設定の重要性や介入効果に関して，本邦や海外の文献を参考にかかわり方について紹介する.

リハビリテーションにおける評価と OT 評価

PD には実に様々な症状が発現する．その症状は運動症状（**表 1**）と非運動症状（**表 2**）に分類する

---

* Hiroyuki MUTA，〒 574-0012 大阪府大東市大字龍間 1580　社会医療法人若弘会わかくさ竜間リハビリテーション病院療法部，課長・作業療法士

表 1. PD における運動症状

3 大症状	無動(akinesia) or 運動緩慢(bradykinesia)	開始遅延，運動減少，運動緩慢．初期には書字拙劣，小字症(micro-graphia)，不明瞭な声量，発語や瞬目の低下，仮面用顔貌，流涎
	振戦(tremor)	静止時振戦，動作時振戦の混在，歩行時などの精神的緊張で増強も睡眠時には消失．筆記や箸使用時には軽減することも多い
	強剛(rigidity)	訳語として，従来「固縮」が汎用されたが，現在は「(筋)強剛」が用いられる．痙縮(spasticity)と判別され，鉛管様強剛，歯車現象など
上記と合わせて4大症状	姿勢反射障害 (loss of postural reflexes)	病初期には少なく，疾患の進行で出現することが多い．特に後方に転倒しやすい状況を後方突出現象(retropulsion)と呼ぶ
上記と合わせて6大症状	姿勢異常 (flexed posture)	立位静止時や歩行時に前傾姿勢を認める．胸腰椎部での強い前屈を呈する腰曲がり(camptocormia)や側方へ屈曲する Pisa 症候群など
	すくみ現象 (freezing)	動作速度の加速，動作開始時や途中で停止してしまう現象．歩行時に見られる加速歩行，すくみ足などと姿勢反射障害から転倒しやすい

(文献 1 より作成)

表 2. PD における非運動症状

睡眠障害	覚醒障害	日中過眠，突発的睡眠
	夜間睡眠障害	夜間不眠，レム睡眠行動障害，下肢静止不能症候群(むずむず脚症候群)，周期性四肢運動障害，睡眠時無呼吸症候群
精神・認知・行動障害	気分障害	うつ，不安，アパシー(apathy：無感情，意欲の低下)，アンヘドニア(anhedonia：快楽の消失，興味の減退)
	幻覚・妄想	幻覚(幻視，幻聴，体感幻覚)，妄想・せん妄
	行動障害	衝動制御障害(病的賭博，性欲亢進，買い漁り，むちゃ食い)，常同反復動作 punding，ドパミン調整障害
	認知機能障害	遂行機能障害，注意障害，視空間認知障害，記憶障害
自律神経障害	心血管系症状	起立性低血圧，食事性低血圧
	排尿障害	頻尿，尿意切迫，切迫性尿失禁
	消化器症状	消化管運動障害(便秘)，流涎，嚥下障害
	性機能障害	勃起不全
	発汗障害	発汗発作(発汗過多)，発汗低下，脂漏
感覚障害	臭覚障害	
	痛 み	筋骨格性疼痛，末梢神経−根性疼痛，ジストニア(dystonia：不随意運動)関連痛，中枢性腰痛，アカシジア(akathisia：静座不能)に関連した不快感
	視覚異常	
その他	体重変化	体重減少，体重増加
	疲 労	

(文献 1 より一部改変)

ことが一般的であり[1]，特に運動症状はPDの重症度判定の指標として使用されており，その代表的指標は H & Y stage である．表3には PD に生じやすいバランス障害，歩行障害などの評価で推奨されている指標を示す．さらに，運動症状だけでなく，認知機能や自律神経機能などの非運動症状，PD の ADL，QOL などを評価することを目的とした疾患に特異的な指標も表3に示す[3]．

このうちパーキンソン病統一スケール(Unified Parkinson Disease Rating Scale；UPDRS)は，近年 Movement Disorder Society's(MDS)revision of the UPDRS(MDS-UPDRS)に改定され，その信頼性も確認されている[4]．生活の質的評価にはパーキンソン病質問票短縮版(Parkinson's Disease Questionnaire；PDQ-8)の利用も可能である[5]．また，介入効果を患者や家族が主観的に判定するカナダ作業遂行測定(Canadian Occupational Performance Measure；COPM)や作業遂行歴面接第2版(The Occupational Performance History Interview version 2.0；OPHI-Ⅱ)の使用

表 3. 主な評価指標と推奨グレード

PD の疾患特異的評価指標	推奨グレード
Hoehn & Yahr の重症度分類 (Hoehn and Yahr Staging Scale；H & Y stage)	B
修正版 Hoehn & Yahr の重症度分類 (modified Hoehn and Yahr Staging Scale；mH & Y stage)	B
パーキンソン病統一スケール (Unified Parkinson's Disease Rating Scale；UPDRS)	A
シュワブ・イングランド日常生活活動スケール (Schwab and England Activities of Daily Living Scale)	B
パーキンソン病質問票 (Parkinson's Disease Questionnaire；PDQ-39)	A
自記式パーキンソン病患者障害スケール (Self-reported Disability Scale in Patients with Parkinsonism)	B

身体機能に関する評価指標	推奨グレード
歩行速度，歩幅，歩行率 (gait speed, step length, stride, cadence)	A
Berg Balance Scale(BBS)	A
Functional Reach Test(FRT)	A
Timed Up & Go test(TUG)	A
Falls Efficacy Scale(FES)	A

（文献 3 より作成）

も推奨されている[6]．これら 2 つの指標は海外の OTR が開発した疾患横断的指標であり，本邦の OT 場面での活用も進んでいる．

疾病の進行に伴って PD の運動症状，非運動症状は多様化・重度化する．そして ADL 能力は低下し，QOL も低下する．しかし，その現れ方や進行の経緯は，患者によって実に多様で個別性が高い．このような性質を有する疾患であるため，リハビリテーションにおける PD の評価は運動機能にだけ着目するのではなく，多面的，継続的に行う必要がある．さらに，PD の評価において客観性を重視することは当然だが，慢性・進行性の疾患であるため患者や家族の主観を尊重する評価，例えば QOL 評価や先に述べた COPM なども介入効果の判定に必要であることを認識しなければならない．

なお，前述の評価指標は，様々な要因でパーキンソニズムを示す患者の評価に使用することが可能である．

重症度に応じた目標と介入

PD は運動症状，非運動症状が徐々に進行するため，リハビリテーションにおいては重症度に応じて適切な目標を設定し，介入を行うことが重要である．**表 4** には PD の重症度(H & Y stage)ごとの一般的なリハビリテーションの目標と介入[7]を示す．なお，これらは，あくまでも一般的な目標と介入であり，実際のリハビリテーションの場では個々の患者に適した具体的な目標設定と介入の検討が不可欠である．具体的な目標設定には先述の OPHI-II や近年，本邦の OTR によって開発され活用が進んでいる生活行為向上マネジメント(Management Tool for Daily Life Performance；MTDLP)[8]の手法が有用である．

また，患者が生活する場のほとんどが地域，自宅であることも考慮して目標を設定し介入しなければならない．加えて，運動症状だけでなく非運動症状の個別性を考慮し，OTR によるリハビリテーションの専門的な視点での目標設定や介入が求められている[1)4)~6)]．

表 4. PD の重症度に合わせたリハビリテーションの目標と介入項目

	H & Y stage 1~2	H & Y stage 3~4	H & Y stage 5
目標	・活動性低下の予防 ・活動や転倒への不安予防 ・身体機能の維持・向上	・転倒予防 ・5つの領域(① 移乗，② 姿勢，③ リーチと把握，④ バランス，⑤ 歩行)に関する制限を減らす	・生命機能の維持 ・褥瘡の予防 ・関節拘縮の予防
介入	・活動的なライフスタイルの促進 ・活動低下の予防や身体機能の向上のための情報提供 ・バランス，筋力，可動域を改善させる積極的な有酸素運動 ・配偶者や支援者への参加促進	・自宅での動作を含む積極的な課題運動 ・一般的な戦略 ・PDにおける特異的な戦略：認知運動の戦略，cue(手がかり)を使った戦略 ・複数の課題を同時にしないように情報提供	・ベッドや車椅子での姿勢調整 ・積極的な運動の支援 ・褥瘡と関節拘縮の予防のための情報提供

(文献 7 より作成)

さらに，近年では発症初期に運動症状が顕在化する以前(前駆期)から非運動症状として，① 嗅覚障害，② レム睡眠行動障害，③ 便秘，④ 気分障害(うつ，不安)の4つが高頻度で出現することも明らかとなってきている[9]．前述の通り，本邦においては H & Y stage 3 と診断された後に初めてリハビリテーションが関与することが多いが，本邦の PD 患者の健康寿命延伸には前駆期そして発症初期からのリハビリテーションの関与の機会を増やす必要性が高い．

以下に，筆者の保健所難病専門相談事業や地域ケア会議での経験を踏まえ，地域での患者の実情と重症度段階ごとの OT について述べる．

1．初期段階(H & Y stage 1~2)の OT

初期段階の患者は ADL に支障をきたすことは少ないものの，患者本人だけでなくその家族も不安を抱えていることが多いため心理的・精神的なケアが必要となる．仕事の継続や自動車の運転など，社会参加において予測される二次障害を考慮してかかわりを検討することも重要である．具体的にはホームエクササイズの導入や，患者の正しい病状理解のための情報共有を基礎として，それぞれの患者自身が重要視する生活行為の継続と獲得を目標として設定，介入する[10)11]．

初期段階においては，運動症状よりも遂行機能低下，注意機能低下，不安やうつなどの非運動症状に関連すると思われる困りごとを訴える患者も多く，その訴えも多種多様である．OTR などが困りごと(現象)を丁寧に聴取し，専門的な観点から困りごとが生じる生理学的・神経学的要因や環境的要因を推察する．これを説明し，対処方法を助

言することにより，困りごとと不安が軽減することも多い．海外においても初期段階からの OT の積極的な介入が，運動症状の軽減だけでなく患者本人の不安の軽減や意欲に繋がることが示されている[2)6]．

2．中等度(H & Y stage 3~4)の OT

運動症状，非運動症状の進行が目立つようになり，日常生活の中でも転倒の危険性が増加する時期となる．転倒歴や転倒に対する恐怖心を確認すること，日記をつけることで転倒予測や注意機能を保ち，転倒の回避につながることが示されている[12]．多くはこの時期に，入院などによる集中的な薬物コントロールに加えて，リハビリテーションによる運動療法などの介入が開始される．患者本人が薬物コントロールと運動症状について正しく理解することが重要となり，限られた動作や活動の維持，生活の見直しを行うことが目標となる．OTR が継続的に関与することで，定期的な身体機能や活動を評価する機会が増え，体幹機能や上肢機能の維持，向上をはかるうえで有効である可能性が示されている[10]．

また，環境調整の手段として，福祉用具の活用や住宅改修などの早期導入を検討する．趣味的な活動や社会参加のための支援など，公的サービス以外のインフォーマルなサービスも併せて提案する[13]．

3．進行期(H & Y stage 5)の OT

進行期となると呼吸や嚥下機能，褥瘡や関節拘縮などの運動症状の低下によりすべての ADL に介助が必要となる．加えて，非運動症状の進行による精神認知行動障害が著明となり，全般的な認

知機能の低下や認知症の合併，気分障害（うつ，不安，アパシー（apathy：無感情，意欲の低下），アンヘドニア（anhedonia：快楽の消失，興味の減退））も顕著となるため，介助量の軽減のための環境調整，家族や支援者への情報提供など配慮する．積極的に車椅子やベッド背上げ機能を利用し，呼吸や嚥下機能，褥瘡や関節拘縮の予防を行い，患者との意思伝達のための方法を検討する．近年はPDの終末期に対する緩和ケアの重要性が注目されている[1)2)6)14)]．

特徴的なOT

重症度に応じたリハビリテーションとOTに関しては先述した．その中でも特色のあるOTを紹介する．

1．目標設定

患者に合わせた個別性の高い生活課題，その人らしい作業活動の選択を行う．中等度以降では非運動症状の進行も著明となり実現できることが少なくなるため，家族やその支援者も巻き込み，個々の目標設定を提案する[6)14)]．発症初期段階より，緩徐進行性であることから患者とその家族自身の人生や，今後の生活に関して見通しが立てにくくなることは想像に難くない．このような状態では自宅に閉じこもりがちとなり，生活不活性状態となり運動症状と非運動症状にも悪影響となりやすい．本邦のOTRにより開発が進められているMTDLPの手法を活用することで，患者の生活課題が明確になり目標設定が行いやすい[8)]．筆者も，OTRによる患者本人からの想いを傾聴し，専門的立場で助言や支援を行うことで，生活全般に対しての意識が好転することを地域や医療機関において経験している．

2．運動症状

OTRが患者のADL改善を目的として介入する際に意識すべきポイントを以下に示す[5)6)15)16)]．

（1）学習した運動能力を発揮するためには，意識的な注意とイメージによる運動を想起する．

（2）複数の課題を同時に行うことは避けて，1つのことに集中する．

（3）認知および感覚に対するcue（合図）とtrigger（引き金，きっかけ）を利用する．

（4）内因的cueの活用

① 内的前向きな姿勢と感情的なセットが重要であり，失敗よりも成功を意識することが動作の難易に影響を与える．

② メンタルリハーサルとして事前に動作を行う前に段取りや手順をイメージする．
上肢や手指のリーチ，巧緻動作は両手動作よりも片手で実施する．

③ 内部対話として，動作をしながら意識的に語りかけることで聴覚−感覚経路および内部認知メカニズムを利用する．静かに語りかけること，大きい音が有効なこともある．同じ動作を繰り返すときは，途中で動作を切り替えることも重要．

（5）外因的cueの活用

① 視覚的な合図としてマーカーをつけること．鏡の利用など照度も影響するため明るさに配慮する．レーザーポイントを活用する．

② Cueカード：動作の簡単な書面，他者による言語的なcueを利用する．

③ 規則的なメトロノーム，音楽とリズム，ダンスが有効．

3．非運動症状

精神・認知・行動障害に対しての対応が特に重要であり，患者によって出現する非運動症状は実に多様で個別性が強いため，家族やその支援者とも正しい情報共有を行うことが望まれる[1)]．患者の無関心や意欲の減退，認知症を伴う場合などは運動症状に対する支援も難渋しやすいため，予測される非運動症状に対して発症初期より患者や家族の理解を深めることが重要である．うつや不安を抱える患者に対しては，やりがいを感じる活動や外部との社会参加を通して喪失感の軽減をはかり自己効力感を高める．一方，服薬コントロール中に非運動症状が変動することも知られており，日々の変化を注意深く観察する[5)]．

筆者は，家族や支援者が患者の非運動症状を，PD に特徴的な問題でなく患者個人の課題と認識していることを少なからず経験する．そして，多くの場合 OT の専門的立場からの助言が，非運動症状に対する家族や支援者の理解を深め，かかわり方を好転させることもできる．

4．環境調整

運動症状，非運動症状の軽減のためには，早期からの環境調整の重要性が示されている．寝返りや起き上がりを伴う起居動作の早期からの低下はよく知られており，床上生活よりベッドの活用が重要であり，筆者の経験からも腰痛予防のための軟らかいマットよりも硬いほうが起き上がりや座位姿勢などの起居動作には有効であった．また，電動ベッドの背上げ機能と防水シーツの併用では，姿勢を保持できずにベッドから転落しやすくなるため，衣服も滑りやすいサテン生地のものよりも摩擦抵抗のあるもののほうが起居や座位が安定しやすいことや，夜間の動作時の照明が推奨されている[5]．運動症状の進行による負担軽減をはかるために移動支援用具の導入，転倒防止や外部 cue として手がかりとなる手すりなどの設置，会話や書字の代替手段としての携帯用会話装置や意思伝達装置を含めた IT 関連機器を利用した OT などを検討する[13]．OTR による患者の面談調査[17]より，手すりや段差などを見やすいようコントラストを意識し視覚での代償を促すこと，姿勢の安定のための姿見鏡の活用，時計や絵画などを外部 cue に見立てて方向転換や動作開始時に利用すること，衣服は袖や裾を通しやすいようあらかじめ小さくまとめておくなど様々な工夫が効果的であることが明らかとなっている．

5．就　労

一般的に患者は高齢者が多いものの，若年患者の場合には，就労中の服薬による運動症状や疲労，不安などの評価を行い，悪循環を防ぎ医療と職場の連携による両立をはかるよう支援が求められる[5)6)18]．具体的には，服薬コントロールによる運動症状の軽減がはかれる時間帯の確認，短時間勤務や事務仕事への転換，部分的な在宅ワークへの移行など就労支援を積極的に行う．本邦においても就労移行支援事業所で働く OTR が増えており，発症初期の患者に対しての支援も一部で行われている．

6．自動車運転

発症初期には移動手段の 1 つとして，自動車運転を継続している場合が考えられるものの，PD による自動車運転やその運転適性についての明確な基準は示されていない．本邦では，発症前後で事故率が増加したとする報告があり[19]，海外では，服薬や運動症状によるリスクのため，診断を受けた場合には自動車運転を規制される地域があることが紹介されている[5]．自動車運転に関するオーストラリアの調査報告より[20]，慣れている道路，集中できるような静かな車内，暗くなる前の走行，短時間の運転など工夫・配慮すべき内容が紹介されている．実際のオンロード(実車)評価に加えて，ドライビングシミュレータによる模擬運転が運転技術向上に有用であることが示されており，PD の自動車運転に関する支援も始まっている[19)21]．今後は医師を中心とした他職種と連携した支援をさらに行うことが必要である．

7．性的幸福，余暇活動

性的幸福を考えるうえで，機能不全についての紹介はあるものの具体的な支援内容は海外においても非常に少ない．イギリス OT 協会によると，セクシュアリティのトピックはしばしば無視されるか，スタッフの困惑の原因となると紹介されている．しかし多くの場合，OTR は個人的な価値や好みを知るために時間を費やす立場にあるため，この課題に共感し取り組むことが望まれる[5]．

社会参加，余暇活動，家族会による外出時などでの運動症状や非運動症状の一時的な改善が知られている．患者本人もその効用に気づけないこともあり生活範囲が狭小化しやすいため，移動手段なども含めて積極的な余暇活動への参加についても配慮が必要となる．

表 5. パーキンソニズム関連疾患のリハビリテーション

疾患名	症　状	リハビリテーション
進行性核上性麻痺 (progressive supranuclea palsy；PSP)	大脳基底核，脳幹，小脳の神経細胞が減少し，要転倒，下方の眼球運動障害，構音，嚥下低下などを認める．初期に PD とよく似た動作緩慢や歩行障害を認め判別がつきにくいことが特徴．PD 治療薬の効果が少なく，進行が早く進むことが知られている．	頚部の筋緊張増強に対しての運動．眼球の下方への注視や視野の拡大を促しつつ大きな運動が推奨される．バランス練習や嚥下機能への対応など．
多系統萎縮症 (multiple system atrophy；MSA)	小脳皮質を中心とし，橋核，オリーブ核，線条体，黒質，脳幹や脊髄あるいは大脳皮質運動野などの変性疾患であり，運動失調のほかに，パーキンソニズム，錐体路障害，末梢神経障害，認知症などを呈する．	小脳失調に対して行う集中したリハビリテーションによる失調歩行の軽減，全身振動(whole-body vibration；WBV)が紹介されている．転倒や褥瘡の対応，環境整備の対応など．
大脳皮質基底核変性症 (corticobasal degeneration；CBD)	PD 症状(強剛，動作緩慢，歩行障害など)と大脳皮質症状(手が思うように使えない，動作がぎこちないなど)を同時に認める．身体の左右どちらか一方に症状が強いのが特徴なものの，典型的な症状は乏しい．	PD に準じた運動療法が推奨されており，バランスや全身運動，環境調整や嚥下機能への対応など．
レビー小体型認知症 (dementia with Lewy bodies；DLB)	変動する認知障害，パーキンソニズム，繰り返す具体的な幻視に加えて，レム期睡眠行動異常症，著明な抗精神病薬に対する過敏性など．病初期には記憶障害を認めないことも多く，嗅覚障害やせん妄など認めることもある．	認知障害や幻視は覚醒レベルや注意レベルの低下で悪化するため，社会的交流や環境刺激の整理を行う．興奮のきっかけとなることを取り除くことが推奨される．介護者に対するアドバイスや支援など．

(文献 22〜25 より作成)

パーキンソニズムを呈する関連疾患

　対象数の少なさからか，リハビリテーション，OT に関して十分な科学的根拠を備えた報告はまだ少ない．パーキンソニズムを呈する関連疾患として，進行性核上性麻痺(PSP)，多系統萎縮症(MSA)，大脳皮質基底核変性症(CBD)，レビー小体型認知症(DLB)について各疾患のガイドラインよりリハビリテーションを進めるうえでのポイントをまとめ，表5に示す[22)〜25)]．

まとめ

　パーキンソニズムの OT として，PD を中心に海外のガイドラインを参考としてまとめた．パーキンソニズムを呈する関連疾患に関しては，リハビリテーションに関する科学的根拠は少なく，ガイドラインも十分には整っていないため，個別ケースの報告の積み重ねが必要であり OT も症例研究などの増加が期待される．

謝　辞
　本稿の執筆にあたりご助言いただきました大阪府立大学の髙畑進一教授に深く感謝いたします．

文　献

1) 日本神経学会(監)：パーキンソン病診療ガイドライン 2018，pp. 11-17, 87-89, 211-213, 医学書院，2018.

2) Grimes D, et al：Canadian guideline for Parkinson disease 2nd edition. CMAJ, 2019.
　Summary カナダの PD ガイドラインは，2012 年の第1版のアップデート版として2019.9に第2版が公開された．コミュニケーション，診断と進行，治療，非運動機能，緩和ケアの5つの推奨される事項についてまとめられている．

3) 日本理学療法士協会(編)：パーキンソン病．理学療法診療ガイドライン，第1版，pp. 521-553, 2011.

4) Keus SH, et al：European Physiotherapy Guideline for Parkinson's disease, KNGF/Parkinson-Net, the Netherlands, 2014.

5) Aragon A, Kings J：Occupational therapy for people with Parkinson's Second edition, The Royal College of Occupational Therapists, 2018.
　Summary ガイドラインは，イギリス作業療法士協会により作成されている．職業や自動車運転，性的幸福など多岐にわたり，具体的なパーキンソニズムの運動戦略などが詳細に示されている．

6) Sturkenboom I, et al.：Guidelines for Occupational Therapy in Parkinson's Disease Rehabilitation. ParkinsonNet/National Parkinson Foundation(NPF), 2011.
　Summary ガイドラインは，オランダ作業療法協

会により 2008 年に公開され，2011 年に英語版が翻訳された．PD の作業療法介入に関して具体的に紹介されている．

7) Keus SH, et al：Evidence-based analysis of physical therapy in Parkinson's disease with recommendations for practice and research. *Mov Disord*, **22**(4)：451-460, 2007.

8) 日本作業療法士協会(編)：生活行為向上マネジメント(作業療法マニュアル 66)改訂第 3 版，日本作業療法士協会，2018.

9) Siderowf A, et al：Pre-Motor Parkinson's Disease：Concepts and Definitions. *Mov Disord*, **27**(5)：608-616, 2012.

10) Foster ER, et al：Systematic Review of the Effectiveness of Occupational Therapy-Related Interventions for People With Parkinson's Disease. *Am J Occup Ther*, **68**(1)：39-49, 2014.

11) Sturkenboom IH, et al：Efficacy of occupational therapy for patients with Parkinson's disease. *Lancet Neurology*, **13**(6)：557-566, 2014.

12) Lindholm B, et al：Prediction of Falls and/or Near Falls in People with Mild Parkinson's Disease. *PLoS ONE*, **10**(1), 2015.

13) 林　明人(編)：パーキンソン病の医学的リハビリテーション，日本医事新報社，2018.

14) 高橋香代子ほか：生活期・終末期における作業療法，OT ジャーナル，**53**(9)：966-970, 2019.

15) 岡田洋平：パーキンソン病のリハビリテーション up-to-date. OT ジャーナル，**53**(9)：955-959, 2019.

16) 下池まゆみほか：パーキンソン病関連疾患患者に対する発症初期から生活期までの理学療法の関わり．理学療法，**34**(8)：718-724, 2017.

17) Takabatake S, et al：Neurodance-exercise for people with parkinson's disease, Miwa-shoten, 2014.

18) 春名由一郎：難病の就労支援の概況．総合リハ，**46**(11)：1045-1049, 2018.

19) 前田哲也ほか：パーキンソン病の自動車運転再開．OT ジャーナル，**52**(11)：1119-1123, 2018.

20) Stolwyk RJ, et al：Self-Regulation of Driving Behavior in People with Parkinson Disease. *Cogn Behav Neurol*, **28**：80-91, 2015.

21) 飯田真也：神経疾患(パーキンソン病)．作業療法とドライブマネジメント，pp. 198-199，文光堂，2018.

22) 神経変性疾患に関する調査研究班：進行性核上性麻痺(PSP)診療とケアマニュアル Ver. 3，厚生労働科学研究費補助事業，2013.

23) 運動失調症の医療基盤に関する調査研究班：脊髄小脳変性症・多系統萎縮症診療ガイドライン 2018，南江堂，2018.

24) 神経変性疾患領域における基盤的調査研究班：大脳皮質基底核変性症(CBD)診療とケアマニュアル Ver. 2，厚生労働科学研究費補助事業，2016.

25) 中島健二ほか：第 7 章 Lewy 小体型認知症．疾患診療ガイドライン 2017, pp. 237-261，医学書院，2017.

MB Med Reha **No.248**：31-38, 2020

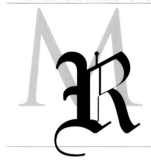

特集／パーキンソニズムのリハビリテーション診療

パーキンソニズムの言語聴覚療法

倉智雅子*

Abstract　パーキンソン病やパーキンソニズムに伴う発話障害は，声量の低下や発話の加速・乱れによる明瞭度の低下が特徴で，運動低下性ディサースリアに分類される．セラピストの誘導や訓練機器など外的な刺激を活用することで発話明瞭度の改善が認められるが，効果の維持が困難であった．近年は，運動障害よりも非運動障害に働きかける重要性が指摘されるようになり，患者の感覚障害や発声にかかわる自己校正力の低下に対し，集中的な運動訓練を施す LSVT が言語聴覚療法の手技として有効であることが明らかになった（エビデンスレベルⅠ）．LSVT 施行後は脳活動にも変化が認められ，特に右脳の大脳基底核・島・前頭前野の活動が活発化し，嚥下機能改善との関連も報告されている．LSVT を含め，パーキンソニズムに対する言語聴覚療法の有効性については未だ十分なエビデンスは得られていないため，今後の研究に期待がかかっている．

Key words　パーキンソン病（Parkinson disease），パーキンソニズム（Parkinsonism），運動低下性ディサースリア（hypokinetic dysarthria），言語聴覚療法（speech therapy），リー・シルバーマン音声治療（Lee Silverman voice treatment；LSVT）

はじめに

　様々なタイプのコミュニケーション障害に携わる専門職である言語聴覚士の間では，発話に関連した運動を制御する神経・筋系の異常に起因する話しことば（発話／発声発語）の異常は，"dysarthria" という用語で表わされる[1]．パーキンソニズムはdysarthriaを呈することが大きな特徴であるものの，dysarthria に対応する日本語については一致した見解が得られていない．運動障害性構音障害[2]，ディサースリア[3]，神経原性発声発語障害[4]など複数の日本語訳が存在するため，本稿では，英語と対応させやすいカタカナ表記のディサースリアを便宜的に使用した．また，本稿ではパーキンソン病のほか，パーキンソニズムを呈する疾患として，多系統萎縮症（multiple system atrophy；MSA），進行性核上性麻痺（progressive supranuclear palsy；PSP），大脳皮質基底核変性症（corticobasal syndrome；CBS），レビー小体型認知症（dementia with Lewy bodies；DLB）を含めた．

パーキンソニズムに伴う発話の特色

1．発話の構成要素

　私たちの話しことばは，呼吸，発声，構音，共鳴，プロソディという異なる要素によって構成される（図1）．パーキンソニズムによってすべての要素が何らかの影響を受けるため，適切な言語聴覚療法の立案にはそれぞれの病態把握が肝心となる．

　呼吸は声を出すエネルギー源で，肺から送り出される呼気が喉頭にある左右の声帯を振動させて喉頭原音を作る．これが発声であるが，喉頭原音はいわゆるブザー音でしかない．このブザー音は，喉頭の上に位置する発話器官（声道や付属管

* Masako KURACHI，〒 286-8686　千葉県成田市公津の杜 4-3　国際医療福祉大学成田保健医療学部言語聴覚学科，教授

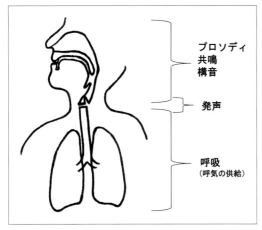

図 1. 発話の構成要素

腔とも呼ばれる)を通過する際に修飾され，個性
豊かな声と様々な音へと変化する．この修飾段階
が構音・共鳴・プロソディである．構音(発音)は
複数の構音器官(下顎，歯牙，口唇，舌，軟口蓋，
咽頭壁，声帯，鼻腔)の形状を変化させて母音や子
音などの言語音を作る運動である．喉頭原音を作
る声帯は発声だけでなく，ハ行音(音声学的に[h]
の音)や有声音／無声音の生成に関与する構音器
官としての役割も果たしている．共鳴は付属管腔
の形を変化させ，その形に対応した共鳴特性を言
語音に与える仕組みで[2]，「鼻に抜けた声」(開鼻
声)や「鼻詰まりの声」(閉鼻声)は共鳴の状態を表
している．プロソディとは韻律とも訳され，話し
言葉のイントネーションやアクセント，リズム，
メロディーを指す．発話時の声(音)の上がり下が
りや強弱は特に重要で，例えば，「あめ」を発音す
る際の音の高低で「雨」と「飴」が区別できる．一
方，方言や地域によってその区別が異なるのもプ
ロソディの特色である．

2．ディサースリアの分類

　ディサースリアは原因疾患の神経病理学的特徴
から，現在7つのタイプに分類されている(**表1**)．
パーキンソニズムは運動低下性ディサースリアに
分類され，運動の幅が小さくなるのが特徴であ
る．一方，MSA，PSP，CBS，DLBは共通して運
動低下性ディサースリアの特徴を呈するものの，
病理学的基盤によってその他のタイプを示すた
め，混合性ディサースリアとなり得ることが少な
くない．

3．パーキンソニズムの発話障害(運動低下性ディサースリア)の特徴

　運動低下性ディサースリアでは，発話器官の筋
緊張が高く，筋力は低下する．運動の開始は遅い
ものの，反復運動は早く，加速現象がみられるこ
とが知られている[4]．運動範囲の狭小化が特徴で
あるが，単発的な運動よりも連続的な運動におい
てその特徴が顕著になり[3]，声量とプロソディへ
の影響が大きい．呼吸器官の運動範囲の制限や筋
力低下によって発声の動力源となる呼気量が低下
するため，発話時に息が続かなくなり，短く途切
れた発話になる．呼気圧の低下によって声が小さ
くなると同時に，声帯の閉鎖も不完全になるた
め，気息性嗄声(息もれのするかすれ声)が出現す
るようになり，周囲にとって「聞こえにくい」声と
なる．声の高さは平板(単調)となるほか，発話速
度が速くなるため，発話の明瞭度が悪化する．吃
音のような音の繰り返しがみられることもあり，
自らを「どもるようになった」と訴える患者も存在
する．そのほか，声の高さの異常(高すぎる声や低
すぎる声が混在)や不適当な沈黙，起声困難など
も成書[3]には挙げられている．

パーキンソニズムに対する言語聴覚療法

　パーキンソニズムに対する言語聴覚療法は，運
動低下性ディサースリアに対する手技・手法が基
本的に適用となるが，**表1**に示すごとく，混合性
ディサースリアの場合は，それぞれのタイプに合
わせた対策が必要になる．ここでは，運動低下性
ディサースリアに対する言語聴覚療法について述
べる．

1．行動療法

　薬物治療や外科的治療によってパーキンソニズ
ムの身体症状(手足の運動)が改善されても，その
効果が発話には反映されないことは多く，言語聴
覚療法による行動療法(behavioral modification)
が不可欠となる[5]．歴史的には，運動能力そのも
のよりも，能力の継続使用が大きく障害される運
動低下性ディサースリアでは，セラピストが誘導

表 1. ディサースリアの 7 つのタイプと対応する損傷部位および疾患

ディサースリアのタイプ	対応する損傷部位	本稿で取り上げた疾患との関係
痙性ディサースリア	上位運動ニューロン(両側性皮質延髄路)	PSP, CBS
UUMN ディサースリア	上位運動ニューロン(一側性皮質延髄路)	PSP
弛緩性ディサースリア	下位運動ニューロン	
運動低下性ディサースリア	錐体外路系	パーキンソン病, パーキンソニズム(MSA, PSP, CBS, DLB)
運動過多性ディサースリア	錐体外路系	CBS
失調性ディサースリア	小脳系	MSA, PSP, CBS
混合性ディサースリア	複数の運動系	MSA, PSP, CBS

MSA:多系統萎縮症, PSP:進行性核上性麻痺, CBS:大脳皮質基底核変性症, DLB:レビー小体型認知症

表 2. 発話に影響を及ぼすと考えられるパーキンソン病の非運動障害

非運動障害	発話への影響
感覚処理障害	運動感覚の自覚の低下(自分の声の大きさを正しく知覚できない)
高次脳機能の喪失	注意力低下, 認知的構えのシフト, 自己校正力(内部からキューを出す能力)低下
感覚運動障害	発話器官の運動幅(運動の度合い)の調整力・維持力低下
認知症	訓練目標の記憶や課題実施力低下
抑うつ	発話にかかわる認知機能への影響
感情面の変化	発話に対する無気力

(文献 7, 8 に基づき筆者が表を作成・翻訳)

する訓練場面では著明な改善が得られても, その効果を維持するのが至難の業とされていた. 言語聴覚療法の歴史が長い米国でも, パーキンソン病患者への言語療法の効果は, 「患者が病院の駐車場に着く頃には消えてなくなっている」と揶揄されるほどだったという[6]. 近年では, パーキンソン病やパーキンソニズム患者の発話障害の改善を阻害するのは, 様々な非運動障害[7]であることが知られるようになり, そこに働きかけることが言語療法成功の鍵となっている[8](表2). パーキンソン病に対する言語聴覚療法として高いエビデンスレベル(レベルⅠ)を有しているリー・シルバーマンの音声治療(Lee Silverman voice treatment;LSVT)は, まさに, 非運動障害に働きかけることで成功を収めた代表例である[9].

LSVT は 3 つの点で従来の言語聴覚療法と大きく異なる[8)9]. 1 つは, セラピーの標的(ターゲット)を「大きな声を出す」という単一の行為に絞ること. 2 つ目は, 神経の活動依存性可塑性原則や運動訓練の原理原則に則った集中的な繰り返し運動を患者に課すこと. 3 つ目は, 自己校正力(内部

からキューイングをする力)を徹底強化し, 自らの声の大きさを正しく知覚できない感覚障害に働きかけることである. 従来のセラピーは, 発話の要素別に複数の標的を挙げ, 非集中型で患者に課す負荷量は小さく, 感覚障害を考慮しないものがほとんどであった.

「大きな声を出す」行為は指示も単純であるため, 認知機能が低下した患者にも理解できる. それでいて, 他の器官に及ぼす波及効果は絶大である. 大きな声を出そうとすると, 人間は自動的に息を大きく吸い, 口を大きく開ける(図2)[10]. そして, 大きな声のまま話そうとすると, 自然に発話速度が落ちる. つまり, 運動低下性ディサースリアが改善され, 発話の明瞭度が高まるのである.

LSVT は, 1 回 1 時間のセラピーを週 4 日, 4 週間, 計 16 回集中的に行うプログラムで, 患者には 1 日 10〜15 分の自主トレーニングも求められる. 言語聴覚療法としての有効性は, これまでに 3 つのランダム化比較試験[9)11)12]によって検証されており, LSVT 後は患者の声が大きくなり, その大きさはセラピー終了後 2 年間保たれていたと報告

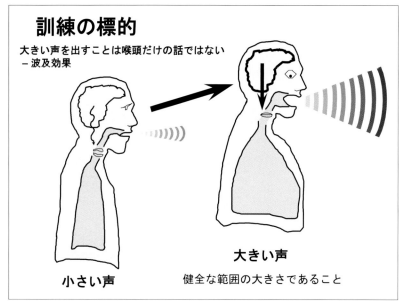

図 2. 「大きな声」での発声がもたらす他器官への波及効果
（文献 10 より，日本語は著者の許可を得て筆者訳）

されている[11]．さらに，標的を「発声」としたことが効果をもたらしたのか，それとも，訓練メニューの集中性が要因であったのかを明らかにする目的で行われた，集中的な発声訓練（LSVT）と集中的な構音訓練のランダム化比較試験においても，セラピー終了後の声の大きさは LSVT 群が他方よりも良好に維持されており，大きな発声をすることの意義が改めて確認された[12]．

LSVT の施行前後では脳活動に顕著な変化が現れることも知られており，Liotti らの PET 研究[13]では，LSVT 後には過剰だった補足運動野の活動が正常化し，右脳の大脳基底核（被殻）・島前部・前頭前野背外側部の活動が活発になっていた（図3）．この結果は，LSVT によって発声発語の運動出力が，皮質の異常な活動から皮質下機構の正常な活動へと移行し，発声や情動的コミュニケーションに関与する発生学的に‘古い’脳が活性化されたことを意味し，LSVT の効果がセラピー終了後も長く持続する要因であると解釈されている[13]．

LSVT の有効性を示したランダム化比較試験では，比較的症状の軽いパーキンソン病患者が研究の対象となっているが，病期の進行したパーキンソン病やパーキンソニズムに対する言語聴覚療法としても有用である．軽度症例にみられるほどの顕著な改善は得られないものの，日常生活における機能的コミュニケーションの維持や向上に効果があったと報告されている[14][15]．

2．機器や補装具を用いる方法

発話速度が速くなる，あるいは乱れがちなパーキンソン病・パーキンソニズムの患者では，「ゆっくり話しましょう」というセラピストの指導など，外的な刺激（外部からのキューイング）があると直ちに行動が変容して発話が明瞭になる．それゆえ外部刺激となる機器や器具・補装具を利用すると，効果的に発話速度を低下させ，発話の明瞭度を改善させることができる[1]~[4][16]．LSVT は患者の自己校正力（内部からのキューイング）の般化を目指す手技であるが，患者（特にパーキンソニズム）の病態によっては，外部キューの導入も考慮してみると良い．**表3**に発話速度の抑制に効果が認められる代表的な手技を示す．ペーシングボードは工作用ボードなどで手作りもできる（**図4**）．

1）AAC

AAC は，発話障害が重度で音声言語が伝達レベルに至らない場合に，コミュニケーションを促通あるいは補助する手段である[4]．声を大きくするだけであれば拡声装置が有効で，手指が動き，言語に問題がない場合は筆談や電子メール，表出したい文字を指でさし示せるなら文字板や語彙を

34

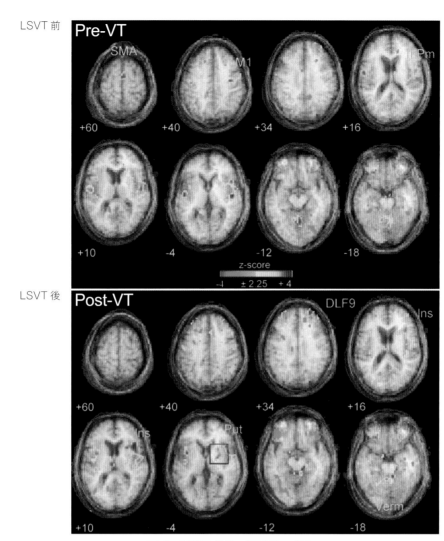

図 3. LSVT 前後の脳活動の変化

LSVT の後は，① 過剰であった補足運動野の活動の正常化，② 右脳の大脳基底核
（被殻）・島・前頭前野背外側部の活動の活発化が認められた．

（文献 13 より，日本語は著者が追加）

表 3. パーキンソニズムの発話速度を低下させる代表的な手法

手 法	方 法
ペーシングボード	色分けして仕切られたボード上のスロットを指でさしながら発話する
ポインティングスピーチ法	話そうとする語の頭文字を，50 音の文字盤を指でさしながら発話する
タッピング法	モーラ*ごとに指で身体部位などをタッピングしながら発話する
モーラ指折り法	1 文字ずつ指を折りながら発話する
フレージング法	発話する文や文章に区切り印をつけて休止しながら読む
リズム法	メトロノームのテンポに合わせて発話する
リズミックキューイング法	音読の際に各語を指でさしながら発話する
バイオフィードバック法	視覚・聴覚を用いて発話の状況をフィーバックしながら発話する

*モーラは音節の長さに用いられる韻律学上の単位で，日本語ではほとんどの場合，仮名 1 文字
が 1 モーラに相当する

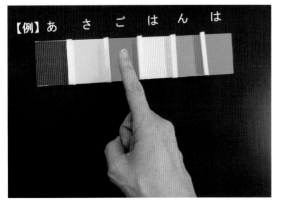

図 4. 発話速度の調整に有効なペーシングボード
例：「朝ごはんは」と言いたい場合，スロットを指
さしながら「あ・さ・ご・は・ん・は」と区切りつ
つ発話する.

集めたコミュニケーション・ノート／ブックなど
が利用できる. 口頭コミュニケーションが著しく
困難な場合は，音声出力コミュニケーション・エ
イド（voice output communication aids；
VOCA），意思伝達装置や意思伝達ソフトが開発
されている. AAC の詳細は成書[1)~4)16)]を参照され
たい.

3. 摂食嚥下機能との関係

発話器官は摂食嚥下器官と共通するため，パー
キンソン病やパーキンソニズムは発話機能ととも
に摂食嚥下機能へも影響を及ぼし，摂食嚥下障害
を引き起こす. そして，摂食嚥下障害に対しては
前述した言語聴覚療法が用いられることが少なく

ない. 言語聴覚療法も含めた摂食嚥下障害に対す
る機能療法（保存的な介入）は，食べ物を用いない
間接訓練（基礎訓練）と食べ物を用いる直接訓練
（摂食訓練）に分類され，間接訓練は，患者の嚥下
機能・能力・生理学的側面を高めることを目的と
した練習を指すことが多い. パーキンソン病・
パーキンソニズムの患者に用いることのできる間
接訓練の例を**表 4**に示す. 一方，嚥下の生理学的
側面を変える手技・手法ではないものの，嚥下器
官の形状や位置関係を変える姿勢調整，食塊の物
性を変える食品調整などは代償的手段として直接
訓練に利用される. パーキンソン病・パーキンソ
ニズムの患者の直接訓練（摂食訓練）に用いること
のできる代償的手段の例を**表 5**に示す.

本稿で取り上げている疾患に対して介入を行う
場合，摂食嚥下障害が進行性であること，高齢患
者の場合は加齢性や廃用性の変化も受けやすいこ
とを念頭に，原疾患の病態や病期，年齢に応じて，
代償的な手段と摂食嚥下機能の回復を目指す間接
訓練とを組み合わせる必要がある.

パーキンソン病やパーキンソニズムに伴う摂食
嚥下障害の病態は多彩であるため，個々の患者に
合わせた評価が基本であるが，おおよそ共通する
問題として，姿勢障害や舌の運動障害から生じる

表 4. 嚥下機能改善目的に用いられる代表的な機能訓練（間接訓練）手技

対象となる問題・障害	間接訓練の目的	用いられる間接訓練（手技・手法）
嚥下反射の惹起遅延	嚥下中枢への感覚入力増強	のどのアイスマッサージ 前口蓋弓冷圧刺激 (thermal-tactile stimulation)
口唇閉鎖不全	口唇閉鎖強化	口輪筋の抵抗訓練，構音訓練（口唇音）
舌運動低下	筋力増強 可動域拡大	舌抵抗訓練 可動域拡大訓練
咽頭収縮低下 （咽頭の嚥下圧低下）	舌根部の後退運動強化 咽頭収縮強化 舌骨・喉頭の挙上（前上方移動）強化	舌後退運動訓練 前舌保持嚥下 頭部挙上訓練／シャキア法 負荷の小さいシャキア法の変法（嚥下おでこ体操など） 呼吸トレーニング（EMST）
喉頭閉鎖不全	声門閉鎖強化	プッシング・プリング法 (pushing/pulling)， 息こらえ嚥下 (supraglottic swallow)
食道入口部開大不全	喉頭挙上強化 咽頭の嚥下圧増大	上記「舌骨・喉頭の挙上強化」に同じ 上記「咽頭の嚥下圧生成改善」に同じ

注：運動機能を強化する手技は，患者の疲労や体調，原疾患や循環器系への影響を充分に考慮したうえで実施する

表 5. 摂食訓練に利用できる代表的な代償的手段

代償的手段の種類と具体的な手技・手法		
姿勢調整	頭部・頚部の位置調整	顎を引く 頭を横に倒す 横を向く(頭部回旋) 頬杖をつく　など
	体位や体幹角度調整	仰臥位 側臥位 体幹角度(リクライニング位)の調整
	頭位や体位の組み合わせ	上記の組み合わせ
食品の調整	物性の調整	増粘剤の使用など
	味や匂い	食欲をそそる工夫
	温度差をつける	感覚入力や知覚へ影響
その他	摂取量の調整	一口量調整 1回の食事量の調整 1日の食事回数の調整
	残留除去法	交互嚥下，複数回嚥下
	ペーシング	メトロノーム利用など
	食具の工夫	ストロー使用 鼻が当たらないようカットされたコップなど
	鼻咽腔閉鎖不全の代償	鼻をつまみながらの嚥下

食塊の送り込み困難，舌の運動障害や協調運動障害から生じる食塊形成不全，摂取物の口腔内残留，嚥下運動(嚥下反射)の惹起遅延，喉頭挙上範囲や咽頭収縮力の低下による摂取物の咽頭残留，摂取物の喉頭侵入や誤嚥(感覚や知覚の低下がある場合は不顕性誤嚥)，食道の蠕動運動障害や食物の停滞・逆流などが挙げられる．これらの問題に対して，表4や表5に列挙した手技・手法を利用することができるが，摂食嚥下障害の介入はこのほかにも様々な手技・手法が提唱されているため，各々の意義や対象，施行手順，禁忌事項などの詳細は専門誌[16)17)]を参照されたい．

発話に対する介入法として前述したLSVTは，発話明瞭度のみならず摂食嚥下機能や呼吸機能も改善させるとの報告が散見される[15)18)19)]．野﨑ら[15)]の研究では，LSVTを施行した高齢のパーキンソニズムの患者15名において，訓練後に嚥下機能と発話機能の改善が認められた．また，Milesら[19)]の研究では，LSVT施行後に嚥下機能とともに咳嗽機能の改善が認められている．発話療法が摂食嚥下機能および呼吸機能に及ぼす相乗効果については，更なる研究が待たれる状況である．

おわりに

パーキンソン病に対する言語聴覚療法では，高いエビデンスを有する手技も存在する．しかし，パーキンソニズムに関する情報は未だ乏しく，今後のエビデンス構築に期待が寄せられている．

文　献

1) 今井智子：運動障害性構音障害．熊倉勇美ほか(編)，標準言語聴覚障害学シリーズ，発声発語障害学　第2版，pp.126-127，医学書院，2015.
2) 廣瀬　肇ほか：言語聴覚士のための運動障害性構音障害，医歯薬出版，2001.
3) 西尾正輝：ディサースリア臨床標準テキスト，医歯薬出版，2007.
Summary 発話に関連した神経・筋系の異常に起因する話しことばの異常であるディサースリアについて総合的に書かれたテキスト的書籍．
4) 苅安　誠：神経原性発声発語障害　dysarthria，医歯薬出版，2017.
Summary ディサースリアについて総合的に書かれた最新版の書籍．
5) Mahler LA, et al：Evidence-based treatment of voice and speech disorders in Parkinson disease.

Curr Opin Otolaryngol Head Neck Surg, **23**：209-215, 2015.

6) Ramig L：The LSVT Story. The National Center for Voice and Speech research.〔http://www.ncvs.org/research/lsvt-history.html〕(2019年11月9日アクセス)

7) Schapira AHV, et al：Non-motor features of Parkinson disease. *Nat Rev Neurosci*, **18**：435-450, 2017.

8) Sapir S, et al：Intensive voice treatment in Parkinson's disease：Lee Silverman Voice Treatment. *Expert Rev Neurother*, **11**：815-830, 2011.

9) Ramig LO, et al：Speech treatment in Parkinson's disease：randomized controlled trial(RCT). *Mov Disord*, **33**：1777-1791, 2018.
Summary パーキンソン病に対する LSVT の訓練効果について，施行後 7 か月まで追跡した 3 つ目のランダム化比較試験.

10) LSVT LOUD Informational Lecture 2014.〔https://lcc17.lsvtglobal.com/documents/?type＝informational-lecture&lang〕(2019年11月6日アクセス)

11) Ramig LO, et al：Intensive voice treatment (LSVT®) for individuals with Parkinson's disease：a two-year follow-up. *J Neurol Neurosurg Psychiatry*, **71**：493-498, 2001.

12) Ramig LO, et al：Changes in vocal loudness following intensive voice treatment(LSVT®) in individuals with Parkinson's disease：a comparison with untreated patients and normal age-matched controls. *Mov Disord*, **16**：79-83, 2001.

13) Liotti M, et al：Hypophonia in Parkinson's disease：neural correlates of voice treatment revealed by PET. *Neurol*, **60**：432-440, 2003.
Summary パーキンソン病に対する LSVT の訓練前後の脳活動を比較した PET 研究.

14) Countryman S, et al：Speech and voice deficits in Parkinsonian Plus syndromes：Can they be treated? *J Med Speech Lang Pathol*, **2**：211-225, 1994.

15) 野﨑園子：Information Communication and Technology(ICT)による遠隔医療を用いた Lee Silverman Voice Treatment(LSVT)の神経変性疾患への有用性の検討. 日本音声言語医学会助成研究実績報告, 2019. 〔http://www.jslp.org/jyosei/011/003_nozaki.pdf〕(2019 年 11 月 3 日アクセス)

16) 杉下周平ほか(編)：言語聴覚士のためのパーキンソン病のリハビリテーションガイド―摂食嚥下障害と発話障害の理解と治療―, 協同医書, 2019.

17) 日本摂食・嚥下リハビリテーション学会医療検討委員会：訓練法のまとめ(2014版). 日摂食嚥下リハ会誌：**18**(1)：55-89, 2014.

18) El Sharkawi AE, et al：Swallowing and voice effects of Lee Silverman Voice Treatment (LSVT®)：a pilot study. *J Neurol Neurosurg Psychiat*, **72**：31-36, 2002.

19) Miles A, et al：Effect of Lee Silverman Voice Treatment(LSVT LOUD) on swallowing and cough in Parkinson's disease：A pilot study. *J Neurol Sci*, **383**：180-187, 2017.

MB Med Reha **No.248**：39-44, 2020

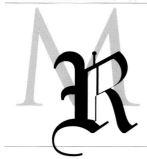

特集／パーキンソニズムのリハビリテーション診療

パーキンソニズムの音楽療法

細江弥生*

Abstract 音楽療法では，患者-セラピストという関係性の中で音楽が人間にもたらす様々な作用を個々のニーズに合わせて使用する．パーキンソン症候群の患者に対する音楽療法では，機能訓練と心理社会的サポートが重要となってくる．機能訓練では，運動，発声，嚥下訓練に焦点を置き，リズムを使った歩行訓練，リズム運動，歌唱，歌を使った口腔運動などが行われる．心理社会面のサポートとしては，歌唱，歌詞分析，ソングライティング，音楽聴取などを通して行う患者の自己表現，内省，気分変容，リラクゼーションなどが挙げられる．また終末期には，痛みの緩和や精神的・スピリチュアルなサポートといった緩和ケアの視点も重要となってくる．患者の症状，進行具合，心理的状態，社会的状態により臨機応変にアプローチを変え，時には疾患に捉われすぎず個々の状態に寄り添った音楽による介入を考えていくことが重要である．

Key words 音楽療法（music therapy），生活の質（quality of life；QOL），機能訓練（functional training），心理社会面（psychosocial aspects），緩和ケア（palliative care）

リハビリテーションと音楽療法

音楽療法とは，一定の教育と訓練を受けた音楽療法士が，音楽を道具として利用し対象者の目的達成をサポートすることである．日本音楽療法学会では，音楽には人の生理的，心理的，社会的，認知的な状態に作用する力があり，音楽療法ではその力と人とのかかわりを用いてクライエントを支援することと定義している[1]．現在，音楽療法士は国家資格ではなく民間資格である．日本音楽療法学会の認定を受けた音楽療法士，海外で音楽療法を学び海外の資格を持っている音楽療法士，自治体（兵庫県など）が行う教育・訓練を受け，認定を受けた音楽療法士など，「一定の教育と訓練を受けた音楽療法士」は増えつつある．2019年現在，日本音楽療法学会では特定の領域における国家資格化・保険点数化を目指し活動を行っている．

リハビリテーション領域で働く音楽療法士は増加しており，リハビリテーション病院などでは常勤の音楽療法士の採用もみられるようになってきた．また，高齢者領域で働く音楽療法士も多く，高齢者施設や介護事業所などにて常勤または非常勤で働く音楽療法士，セッション単位の契約を取る音楽療法士などが存在する．リハビリテーション領域においては，音楽を使用し身体機能の維持向上や発声，発話の促しなどを目的とするいわゆる機能訓練のような音楽療法が多いが，それに加えてリラクゼーションや痛みの緩和，自己表現の促し，集団で仲間とともに音楽を楽しむなど，心理・社会面をサポートすることも音楽療法の大きな役割である．また近年，終末期の患者に対する緩和ケアを取り入れた音楽療法も重要になってきている．

* Yayoi HOSOE，〒679-5165 兵庫県たつの市新宮町光都 1-7-1 兵庫県立リハビリテーション西播磨病院認知症疾患医療センター，音楽療法士

表 1. プログラム例

	介入方法	使用曲例
5～7分	上半身のストレッチ	川の流れのように
5分	両足の外側に置いた棒またはペットボトルを跨ぎながらのステップ運動. 動きの切り替えや手と足を同時に動かすマルチタスク課題を含む.	365歩のマーチ
15分	マンボステップ. デュエット曲を使用. カラオケ画面で歌詞を提示. 男性が歌う箇所を前方向, 女性が歌う箇所を後ろ方向, デュエット箇所を横方向にマンボステップで移動. パートナーと踊る.	東京ナイトクラブ
15分	チャチャ. マンボステップを発展させたチャチャのステップで前方向, 後ろ方向, 横方向に移動. パートナーと踊る.	ベサメムーチョ
15分	ワルツ. 三角形の上を3/4拍子のリズムに合わせて足を水平移動. パートナーと踊る.	テネシーワルツ
3～5分	クールダウン	

（細江弥生：Q32. ダンスの効果とは？ 林 明人（編著）, パーキンソン病の医学的リハビリテーション, p.215, 日本医事新報社, 2018. より）

音楽療法とパーキンソニズム

1. パーキンソン病患者に対する音楽療法

パーキンソニズムと音楽療法において, 最も症例や研究が多いのは, パーキンソン病(PD)患者に対する音楽療法であり, 研究や症例報告も多い. PD患者に対する音楽を使ったリハビリテーションには大きく分けて, 歩行訓練など身体運動に関する領域と発声や嚥下に関する領域がある.

1）歩行訓練

リズムなどの外的キューを用いた歩行訓練の効果について, 理学療法診療ガイドライン第1版では, 推奨グレードB(信頼性妥当性があり, 行うように勧められる科学的根拠がある)に分類されている[2]. Thautらの研究結果によると, リズムに合わせて歩行訓練を行ったPD患者は, 行わなかった患者より歩行速度, 歩幅, 歩調が向上したと報告されている[3]. このような歩行訓練では, 対象者の歩行速度や歩幅をアセスメントし, 100～120 bpm程度の速さに合わせたメトロノームの音を聴きながら歩行してもらうのが一般的である. またこの方法は, 音楽療法士だけでなく理学療法士などが活用することも多い. 音楽療法士が歩行訓練に音楽を使用する場合は, オートハープやギターなどを生演奏しながら患者の歩行をリードし, モチベーションや注意力向上のため患者が好みの歌を使用することもある. 歌を歌いながら歩行することはPD患者が苦手とする多重課題を課すことになり, 推奨しないという声も聞かれる. しかし, 好きな音楽を聞くことを期待する, または実際に聞くことによってドーパミンが増加するという結果も報告されている[4]ことから, 実際にはどの方法が一番効果的であり効果の持続性があるかについてはさらなる検証が必要であろう.

2）ダンス

歩行以外にもダンスなどで音楽が活用される場合がある. ダンスも理学療法診療ガイドライン第1版において推奨グレードBに分類されている[2]. ダンスには運動計画, 筋力増強, 有酸素運動, バランス運動, 音楽による感覚刺激, 集団力動, マルチタスク課題など, PD患者へのリハビリテーションとして重要な要素が多く含まれている. Sharpらのシステマティックレビューによると, ダンス参加群では, Unified Parkinson Disease Rating Scale；UPDRS(パーキンソン病統一スケール)の運動スコア, バランス, および歩行スピードが改善したと報告されている[5]. タンゴ, バレエ, ワルツなど様々なダンススタイルが研究で報告されているが, どのダンスが一番効果的かは解明されていない. ここでは, 筆者が勤務する兵庫県立リハビリテーション西播磨病院で行っていたダンスプログラムの例を表1に紹介する.

ダンスは機能の向上だけでなく, 気分やうつ症状の改善なども多く報告されており, ダンスプログラムを使った研究の参加者の多くが, 研究終了後も継続を希望しているなど, 実行可能なリハビリテーションプログラムとして注目されている.

実際，当院のダンスプログラムに参加した患者達の中には筆者が製作した練習用の DVD を観ながら仲間と継続しているという報告が寄せられている．

3）発声訓練

発声訓練に音楽が活用される例も多く，Tamplin らが行った「Parkinsong」という集団歌唱のグループへの参加者は，声の強さ，最大呼気圧，声に関する生活の質の向上がコントロール群と比べ有意に向上した．また，毎週参加した人は，月1回参加した人よりも声の強さが有意に向上したと報告されている[6]．日本においては言語聴覚士が行う Lee Silverman voice treatment（LSVT）のプログラムをヒントに，羽石が music therapy voice program（MTVP）を考案した[7]．MTVP の中では，音楽を使った様々な呼吸・口腔・発声訓練などが具体的に紹介されており，患者が家庭でも練習できるプログラムが含まれているため，機能訓練や家庭でのプログラムとして使用しやすいツールである．

4）嚥下障害に対する音楽療法の効果

病期の進行に伴って発声だけでなく嚥下障害が現れる PD 患者も多い．Stegemöller らは，集団歌唱に参加した PD 患者の嚥下に関係する筋肉の動きを筋電図で調査した結果，タイミングの改善が有意にみられたと報告している[8]．参加者はその時点で嚥下障害がほとんどなかったため，嚥下のQOL 調査では有意差がみられなかったが，歌唱活動により参加者の喉頭挙上時間が延びたことから，歌唱が嚥下機能の維持・改善にもたらす効果が期待される．

5）歌　唱

歌唱はリラックス効果もあり，自然な腹式呼吸が可能になる．楽しみながら継続できるアクティビティであるため，リハビリテーションへの抵抗感の減少や疲労感の軽減も期待できる．集団で歌うことによって歌唱から会話へと繋げ，その場の一体感を体験できるなど，社会性や心理面への効果も考えられる．

以上に述べたことが主に機能訓練に焦点を置いた音楽療法である．このような訓練を行う場合，音楽療法士は理学療法士，作業療法士，言語聴覚士，医師，看護師などの他職種とも連携を取り，方針の一貫性や安全性を考慮する必要がある．また，患者が音楽療法士なしでも家庭でも行えるようなプログラムを考え，継続して実践してもらう課題を提示することも重要である．

6）心理的・精神的なサポート

機能訓練だけではなく，音楽を心理的・精神的なサポートに活用する音楽療法も存在する．患者は，病気により様々な変化を経験し新たな問題にも直面する．身体機能の変化，友人関係の変化，社会的立場の変化，経済的な問題など，患者は日々自分の身の回りに起こる変化を直視しなければいけない．それに加え服薬管理や，通院，入院，リハビリテーションなどルーチンは増加し，やる気の低下やうつが発症する患者も多い．患者が歌に自身の人生や気持ちを重ね，思いを表出することは多々ある．音楽療法では，歌詞分析やソングライティングといったアプローチを通して，患者の気持ちを表出させ，整理するプロセスを一緒に経験していく．音楽は感情を喚起し記憶にも作用するといわれているため，このような自己表現を促すような音楽療法を行うときに，ポジティブな感情経験を音楽により強化できる可能性もある．

7）緩和ケア

PD 患者に対するリハビリテーションは，年齢や病気の進行具合とともに変化してくる．最近では，進行後期においては緩和ケアを取り入れることも重要視されている[9]．音楽療法に関しては，主に米国においてホスピスや緩和ケアに音楽療法が取り入れられるケースは大変多い．がん患者だけではなく，神経難病，認知症患者の希望者が終末期に音楽療法を受けている．日本でも最近少しずつ緩和ケアに音楽療法が取り入れられているが，まだ臨床現場は少ない．

音楽療法における緩和ケアでは，痛みの緩和，精神的・スピリチュアルなケアに音楽が活用され

る．リラクゼーションに音楽を用い，気持ちの表出や人生の回顧（ライフレビュー）を歌唱やソングライティングを通して行う．病気の進行とともに意思疎通が困難な患者でも，好きな歌を聞くと笑顔がみられ，家族や友人と思い出の曲を共有することが可能な場合がある．通常のコミュニケーションが難しくなったとき，音楽というツールが患者と外の世界の架け橋となり，患者の QOL を少しでも向上させることが期待される．

2．PD 以外の患者に対する音楽療法

PD 以外のパーキンソン症候群に対する音楽療法に関する研究や症例報告は極端に少ない．一般的に音楽療法士が臨床に携わっている現場数がまだ少ないことが要因かもしれない．筆者の経験上，音楽療法士は PD に関する論文や他職種の研究を参考にしながら，どのように PD 以外のパーキンソン症候群の患者に対して音楽を効果的に活用していくかを手探りで探す必要がある．そういったときに，これまで述べた PD 患者に対する音楽療法の視点はどのパーキンソン症候群の患者に対しても重要であるが，同じパーキンソン症候群でも，疾患，患者の希望，病気の症状や進行具合などによってアプローチを変えることは必須である．PD より進行が早い場合も多く，また症状が身体だけでなく，小脳，認知機能，自律神経など多岐にわたることが多いので，PD 患者に対して多く使われるアプローチを使用してもなかなか効果が現れないこともある．他職種や経験のある音楽療法士と連携しながら進めていくことも望まれる．以下では筆者の経験も交えながら，多系統萎縮症（MSA）や進行性核上性麻痺（PSP），レビー小体型認知症（DLB）を中心に音楽療法でできることを述べていく．

1）MSA 患者に対する音楽療法

MSA 患者に対する音楽療法では，パーキンソン症候群のどの患者にも共通して重要である身体機能，発声，嚥下機能の維持に加えて精神的ケアが重要となってくる．前述したような PD 患者に対して行われる運動や発声訓練などが共通して行

われることが多い．しかし，進行が PD よりも早い場合が多いので，発声だけでなく嚥下機能に焦点を当てた歌唱活動を早めに取り入れ，また終末期ケアを行う音楽療法を取り入れることも考慮に入れる必要があるだろう．以下では，筆者がアメリカで音楽療法士として働いていた頃に出会った患者との症例を報告する．

患者 A は MSA と診断されるまでに，PD や脊髄小脳変性症などいくつかの診断を経過していた．音楽療法では主に声が出にくいという症状を訴え，発声の改善の要望があった．週 1 回の音楽療法では，上半身のストレッチ，リラクゼーション，発声持続，リズムに合わせて行う口腔運動，歌唱などを行い，腹式呼吸，声量の増加などを目標に行った．また患者からのリクエストにより，毎日 20 分程度の声のエクササイズを行える CD を作成した．時には，歌唱により誘発された歌の意味や，患者の思い出や現在の思いなどについて話し合った．音楽療法介入当時，患者は自身の社会的立場の変化や，家族関係，経済的な問題など多くの問題を抱えていた．人前で話す仕事をしていた A は，特に声を失うことに恐怖感を感じており，いくらリハビリテーションを行っても失われていく自身の機能ことを「まるで波に消される砂の城のようだ」と表現し，「それでも私は城を築き続けたい」と続けた．また，人間関係を歌ったある歌を聞き「長男である自分は，両親も誇れるスーパースターであったのに病気になり申し訳ない」と語った．A との音楽療法では主に発声や呼吸のリハビリテーションに焦点を置きつつも，音楽によって誘発される患者の思いを話し合い，気分変容に役立つような音楽も歌唱に取り入れるよう努めた．また不安感が強い患者に対して音楽を使ったリラクゼーションも取り入れた．その後 A は音楽療法だけではなくカウンセリングなども取り入れ，精神的にも少しずつ落ち着いていった．

2）PSP 患者に対する音楽療法

PSP 患者に対する音楽療法の文献はほとんど存在しないが，Wittwer らの研究[10]では理学療法士

がPSP患者の自宅で音楽のキューを使う訓練と使わない訓練を組み合わせ，週2回1時間ほど行った結果を検証している．患者の好みの音楽，および患者が選択した快適歩行のスピードをアセスメントし，歩行の特徴により快適歩行のスピードより10%速い，または遅いスピードに設定した音楽を患者に提供した．患者はその音楽を聴きながらリズムに合わせ腕を振り，足踏みを行った．運動以外にも歌唱や数唱を数える活動，音楽ありまたはなしの状況でリズム活動をするなどの訓練も含まれていた．その結果，プログラムに参加したPSP患者の歩行スピードと歩行の安定性に改善がみられたと報告されている．

このような歩行訓練以外に音楽療法で行えることとして，音楽を使った軽度の運動やバランス強化の機能訓練，声量や発話明瞭度，嚥下機能の維持向上のための歌唱，発声訓練，口腔運動などが挙げられる．PD患者と比較すると動作や思考が緩慢であり易転倒性があるため，立位での訓練時には十分注意しコミュニケーションもゆっくり行うことが大切である．また，個人のペースを観察し焦らせすぎず，患者が最小限のストレスで取り組めるよう難しすぎない歌や活動，患者が慣れ親しんだ歌から始めるなど工夫が必要である．

3）DLB患者に対する音楽療法

一般的に「認知症」に対する音楽療法では，中核症状である記憶障害，見当識，実行機能などへの改善の効果はエビデンスが確立していない．その一方，行動・心理症状である暴言・暴行，睡眠障害，不安感，感情障害などのBPSDに対する音楽療法の効果はある程度認められている[11]．認知症者に対する音楽療法は集団で行われることが多く，アルツハイマー病，血管性認知症，DLBの患者など特に区別なく音楽療法が提供されていることが多い．その多くは，音楽を使った身体運動，歌唱，楽器演奏，音楽による回顧，リラクゼーションなどである．集団の中で仲間と音楽を楽しんだり，馴染みのある音楽で昔を思い出し語り合ったり，リラクゼーションを行うことは，どの

タイプの認知症患者に対しても重要なアプローチである．DLBの患者は，パーキンソン症状にみられる歩行障害や動作緩慢がみられることから，転倒などに気をつけながら身体機能維持の要素を多めに取り入れることが重要と思われる．また終末期には緩和ケアを取り入れた音楽療法に切り替えるなどの考慮も必要である．

4）上記以外のパーキンソン症候群の患者に対する音楽療法

大脳皮質基底核変性症，血管性パーキンソニズム，薬剤性パーキンソニズム，正常圧水頭症など，上記で述べられた以外のパーキンソン症候群患者に対する音楽療法に関する研究は大変少ない．しかしながら，これまで述べたように，どの患者にもパーキンソン症候群の特徴である運動障害がみられるため，音楽を使った運動や歩行訓練を取り入れることは必須である．症状も患者によって違いがあるため，認知機能，発話，発語，嚥下機能などをアセスメントしながら必要に応じた音楽療法を行っていく必要がある．また，これはどのパーキンソン症候群の患者に対してもいえることだが，患者の活動性を保つためにもレクリエーションの要素が高い音楽活動で患者に早期から集団活動などに参加してもらい，引きこもりや孤立を防ぐことも重要である．

まとめ

音楽療法はエンターテイメントやレクリエーションとしての要素を持ちつつも，脳や健康に与える様々な良い影響も科学的に解明され始めている．しかしながら未解明な分野は多く，今後の科学的調査が重要となってくる．パーキンソン症候群の患者に対する臨床を行う際には，運動，発声，嚥下に焦点を置いた機能訓練は特に進行初期において重要であるが，患者の症状，進行具合，心理的状態，社会的状態などにおいて臨機応変にアプローチを変えていく必要がある．患者によって症状は様々であるため，他職種と連携し常時アセスメントや評価を行っていくことも重要である．ま

た臨床中に音楽によって誘発される患者の気持ちも敏感に観察し，必要であればそこに焦点を当てた歌詞分析やソングライティング，リラクゼーションなども効果的な心理的サポートになってくる．パーキンソン症候群のそれぞれの疾患の特徴を捉え，また疾患にとらわれすぎずに，個々の状態に寄り添い必要な音楽を使った介入を考えていくことが，音楽療法を実践するうえで最も大切な観点だと考えている．

文　献

1) 一般社団法人日本音楽療法学会ウェブサイト〔https://www.jmta.jp〕
Summary　音楽療法の教育，啓発活動を行っている団体であり学術大会も行っている．

2) 理学療法士学会：理学療法診療ガイドライン第1版全体版，pp.541-543，2011.〔http://www.japanpt.or.jp/upload/jspt/obj/files/guideline/14_parkinsons_disease.pdf〕
Summary　理学療法介入の推奨グレードやエビデンスレベルを疾患別に解説している．

3) Thaut MH, et al：Rhythmic auditory stimulation in gait training for Parkinson's disease patients. *Mov Disord*, 11(2)：193-200, 1996.
Summary　パーキンソン病患者に対するリズムを使った歩行訓練の効果を検証している．

4) Salimpoor VN, et al：Anatomically distinct dopamine release during anticipation and experience of peak emotion to music. *Nat Neurosci*, 14(2)：257-62, 2011.
Summary　好きな音楽を期待すると尾状核のドーパミン，実際に音楽を聴くと側坐核のドーパミンが増えると報告．

5) Sharp K, Hewitt J：Dance as an intervention for people with Parkinson's disease：a systematic review and meta-analysis. *Neurosci Biobehav Rev*, 47, 445-456, 2014.
Summary　パーキンソン病患者に対するダンスプログラムに関する研究のうち5つのランダム化比較研究が検証されている．

6) Tamplin J, et al：A controlled trial of singing-based therapy for Parkinson's disease. *Neurorehabil Neural Repair*, 33(6)：453-463, 2019.

7) 羽石英里：パーキンソン病のための歌による発声リハビリテーション，春秋社，2011.
Summary　パーキンソン病患者を対象とした音楽を使った様々な発声プログラム，music therapy voice program(MTVP)を考案し，その方法を紹介している．

8) Stegemöller, et al：Therapeutic singing as an early intervention for swallowing in persons with Parkinson's disease. *Complement Ther Med*, 31. 127-133, 2017.
Summary　集団歌唱が嚥下機能にもたらす影響を筋電図を用いて検証している．

9) 山本光利：パーキンソン病における緩和ケアとは？　林　明人(編著)，パーキンソン病の医学的リハビリテーション，pp.188-194，日本医事新報社，2018.
Summary　パーキンソン病に関するトータルケアから具体的なケアが解説されている．筆者もダンスを使ったリハビリテーションについて紹介している．

10) Wittwer J, et al：A home-based, music-cued movement program is feasible and may improve gait in progressive supranuclear palsy. *Fronti Neurol*, 10：116, 2019.
Summary　PSP患者に対するリズムを使った在宅でのリハビリテーションの運動機能に関する効果を検証している．

11) Ueda T, et al：Effects of music therapy on behavioral and psychological symptoms of dementia：a systematic review and meta-analysis. *Ageing Res Rev*, 12(2)：628-641, 2013.
Summary　認知症患者に対する音楽療法が，特に不安症状などに良い影響があることをメタアナリシスで分析している．

MB Med Reha **No.248**：45-50, 2020

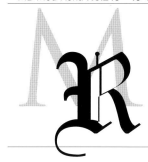

特集／パーキンソニズムのリハビリテーション診療

パーキンソニズムの認知行動療法

鈴木みのり[*1]　大沢知隼[*2]　松井健太郎[*3]　栗山健一[*4]

Abstract　パーキンソン病(PD)では抑うつ・不安，睡眠障害といった非運動症状による QOL の低下を認める．様々な行動的技法と認知的技法を組み合わせ，精神症状の改善を目的とした認知行動療法(CBT)の治療パッケージが多く開発されているが，PD の非運動症状である抑うつ・不安，睡眠障害の改善を目的とした CBT の有効性に関しては十分調べられていない．また，PD 以外のパーキンソニズムを呈する神経疾患を対象とした，CBT の有効性に関する研究はさらに少ない．PD のみならず，パーキンソニズムを呈する疾患は抑うつ・不安，QOL の低下に加え，睡眠障害を高率に認める．今回我々が計画した，パーキンソニズム患者の不眠症状に対する認知行動療法(CBT-I)の開発研究を通して，CBT-I にフィージビリティおよび患者個別性を考慮した理学・作業療法的リハビリテーションのアプローチを取り入れることで，不眠症状を改善するのみならず，他の非運動症状である抑うつ・不安症状の改善をもたらし，QOL の向上に寄与する可能性が示された．

Key words　パーキンソニズム(Parkinsonism)，認知行動療法(cognitive behavioral therapy；CBT)，不眠症の認知行動療法(cognitive behavioral therapy for insomnia；CBT-I)，リハビリテーション(rehabilitation)

はじめに

　パーキンソン病(Parkinson disease；PD)は，無動，振戦，筋緊張異常などの運動症状を中核とする進行性の神経変性疾患である[1]．振戦，固縮，歩行障害などの運動症状はパーキンソニズムと呼ばれ，PD の他にもレビー小体型認知症(dementia with Lewy bodies；DLB)，多系統萎縮症(multiple system atrophy；MSA)，進行性核上性麻痺(progressive supranuclear palsy；PSP)，大脳皮質基底核変性症(corticobasal degeneration；CBD)，前頭側頭型認知症(frontotemporal dementia；FTD)，Wilson 病などの疾患でも，しばしば認められる[2]．

　パーキンソニズムを呈する代表疾患である PD においては，極めて多くの患者で抑うつ・不安，睡眠障害といった多彩な非運動症状が出現し，運動症状の重症度と独立して QOL の低下に関連する[3]．さらに，PD 以外のパーキンソニズムを呈する疾患患者においても，同様の非運動症状を示すことが報告されており[4][5]，PD 同様，非運動症状が QOL 低下の要因となる可能性が推測される．

[*1] Minori SUZUKI，〒187-8551 東京都小平市小川東町 4-1-1　国立精神・神経医療研究センター病院睡眠障害センター
[*2] Chihaya OSAWA，同
[*3] Kentaro MATSUI，同病院睡眠障害センター／臨床検査部，医長
[*4] Kenichi KURIYAMA，同病院睡眠障害センター，センター長／国立精神・神経医療研究センター精神保健研究所睡眠・覚醒障害研究部，部長

このことから，上記の非運動症状に対して適切に対応することがパーキンソニズムを呈する患者のQOL改善に重要であると考えられる．

近年，抑うつ・不安や睡眠障害の改善を目的とした認知行動療法(cognitive behavioral therapy；CBT)の有効性が示唆されている．CBTは，行動や情動の問題に加え，非機能的な認知も治療の標的とし，行動的技法と認知的技法を効果的に組み合わせて用いることによって障害の改善をはかる治療アプローチであり，様々な治療パッケージが開発されている[6]．

本稿ではパーキンソニズムを呈する患者の抑うつ・不安，睡眠障害の特徴や，それらに対するCBTの効果および適用可能性について考察する．さらに，当病院で実際に取り組んだPDに併存する不眠症に対する認知行動療法(cognitive behavioral therapy for insomnia；CBT-I)について紹介する．

パーキンソニズムを呈する患者の精神症状とCBTの有効性および適用可能性

1．抑うつ・不安

PDの発病初期には，パーキンソニズムの一症候である振戦が初発徴候として多く認められる．PD患者のほとんどは振戦による日常生活動作(activities of daily living；ADL)への悪影響からストレスフルな状況に置かれるとともに，PDへの偏見や他者からの注目を恥ずかしく感じることもストレスを生じる原因となり，これらが振戦を増悪させる悪循環を生じている可能性が指摘されている[7]．進行期にはしばしば運動症状の日内変動(wearing on/off現象)が認められ，wearing-off(増悪)時に抑うつ・不安を呈する場合が多く認められるのみならず，off状態への予期不安がon(寛解)時のADLにも影響する場合もある[8]．このように，PD患者においては，様々な病期において運動症状と抑うつ・不安症状が相互に影響することから，非運動症状に対しても適切な治療が求められる．

このようなPDの抑うつ・不安の治療選択として，まずはlevodopaの投与といった運動症状に対する十分な薬物療法が重要であるが，うつ病の治療において有効性が報告されているCBTの適用も検討されている[3]．Julienらの研究では，PD患者において運動症状に対するネガティブな認知や，転倒に対する不安から社会的交流場面を回避する行動が慢性的にみられ，抑うつ症状と強い相関関係があることが報告されている[9]．このため，PDのストレスフルな状況下で生じ得る抑うつに対するCBTを行う際には，これらのPD特有の認知や回避特性に焦点を当てることで，介入効果が高まる可能性が示唆されている．具体的には，PD患者ごとに異なる運動症状特性や，on/off出現パターンの特徴に合わせた活動スケジュールを立てたり，CBTセッション中の休憩時間などを患者個人の運動症状特性に合わせ調整することで，CBTの効果を高められることが示唆されている[10]．

2．睡眠障害

PDをはじめとした，パーキンソニズムを呈する疾患であるPSP，MSA，DLB，血管性パーキンソン病のいずれにおいても，60〜70％の患者が睡眠の問題を有し，CBDでも36％に睡眠に関連した問題を生じることが報告されている[11]．これらの背景として，原疾患特有の神経病理変化が睡眠・覚醒制御にかかわる皮質下神経領域に及ぶ結果として生じる睡眠構築の異常，覚醒維持障害や概日リズムの脆弱化とともに，夜間のパーキンソニズム(無動，固縮，静止時振戦)の悪化，痛みや感覚障害，抑うつ・不安などの非運動症状のほか，投与薬物の作用，閉塞性睡眠時無呼吸症(obstructive sleep apnea；OSA)を主とする睡眠関連呼吸障害(sleep-related breathing disorder；SRBD)やレストレスレッグス症候群(restless legs syndrome；RLS)，レム睡眠行動障害(REM sleep behavior disorder；RBD)の併存などによる多彩な影響要因の存在が指摘されている[12]．

PDにおいては，睡眠障害は発病早期から合併し得るが，疾患の進行とともに有症率が増加し，

特に中途覚醒・早朝覚醒の愁訴が多いとされる[12]. この原因として, 夜間に生じる振戦や, 筋固縮による睡眠中の体位変換困難が, 睡眠の分断化を促進し休息の質を悪化させることに関与している[13]. さらに, 夜間頻尿のため覚醒回数が増加すること, 合併する抑うつが睡眠症状を増悪させることが指摘されている[14]. PSP や MSA においてもパーキンソニズムの関与により睡眠障害をきたすことが知られている[4]. PSP では不眠症状に加え日中の過度の眠気が高率に認められ, 睡眠構築の障害(レム睡眠や徐波睡眠の減少, 総睡眠時間の減少, 睡眠紡錘波の減少)も PD や MSA より高度であると報告されている[4]. MSA ではより広範な神経系に変性が及ぶ結果, OSA のみならず中枢性睡眠時無呼吸症候群(central sleep apnea syndrome;CSAS)などの重篤な SRBD や, 概日リズム睡眠・覚醒障害を合併し得る[15]. なお, 日中の過度の眠気は, PD, PSP, MSA すべてに合併し, 運動症状の重症度が上がるにつれて眠気も重症化する傾向が認められることから, 睡眠分断化による休息の質低下の結果生じる症状と考えられている[4].

PD に併存する不眠症状への対応は抗パーキンソン病薬の調整, 日中の活動量・覚醒度を向上させる理学・作業療法が推奨される[16]. 睡眠薬による薬物療法は, 一定の有効性が示されているものの[17], PD 患者においては, 転倒, 過鎮静, 認知機能低下などの副作用の点から, 第一選択とはならない. メラトニン製剤の有効性も一部報告されているが, 本邦では販売されていないため使用が限られる. このため, 抗パーキンソン病薬や理学・作業療法で改善困難な不眠症状に対しては, 不眠症に対する認知行動療法(CBT-I)の適用が期待されており, 有効性を報告した研究もある[15]. CBT-I は, 睡眠衛生指導, 刺激統制法, 睡眠制限法, リラクゼーション法, 認知療法がパッケージとして用いられ, 週1回45〜60分のセッションを合計6回程度実施されることが多い[18]. また, 刺激統制法と睡眠制限法はそれぞれ単独ではなく, 睡眠スケジュール法(sleep scheduling)としてまとめて用いられることが多い[18].

CBT-I は不眠を伴う身体疾患, 精神疾患に対して不眠症状だけでなく, 原疾患の主症状の改善促進効果が報告されている[19]. PD 患者に限らず, 神経疾患を告知された患者は, 病気の受容困難, 進行する症状へ恐怖, ADL 低下に伴う精神的苦痛から不眠が増悪する[14]. このことからも PD 患者に限らずパーキンソニズムを呈する疾患患者において, 併存不眠および原疾患の主症状に対する CBT-I の有効性を明らかにすることが望まれる.

パーキンソニズムを呈する患者に対する個別の CBT-I プログラムの重要性

従来の CBT-I は治療者と患者の対面式で実施されることが多いが, PD 患者は運動症状により継続的に来院することが患者自身または介護者の負担となる場合があるため, 我々は, 自宅で施行可能な冊子を用いた簡易型CBT-Iを実施した. 従来の CBT-I ではパーキンソニズムの影響から, 「睡眠日誌がつけにくい」「動機づけが低い」「日中の運動量が少なく, 覚醒度が低い」「筋緊張障害のため, リラクゼーション法の実施困難な人が多い」「動作緩慢・無動のため, 睡眠スケジュール法を順守するのが困難」であることが多いため(表1), 患者個別の運動症状に合わせて睡眠衛生, 睡眠スケジュール法を実施できるよう, 患者自身が具体例から実施可能な項目を選択し, 自宅で無理なく実践可能な(ホームワーク)プログラムの改良を行った(表2). こうした当院オリジナルの簡易型CBT-I プログラムの有効性を, 介入前後の不眠重症度スケール(Insomnia Severity Index;ISI), エプワース眠気尺度(Epworth Sleepiness Scale;ESS), 病院不安・抑うつ尺度(Hospital Anxiety and Depression Scale;HADS), シーハン障害尺度(Sheehan Disability Scale;SDISS), QOL 評価尺度(SF-36)の変化率を用いて評価した.

CBT-I による介入効果を患者別に確認すると, 40代男性は不眠重症度(ISI), 日中の眠気重症度

表 1. PD 患者への従来の CBT-I の限界と改良ポイント

従来の CBT-I の限界	改良ポイント
振戦のため，睡眠日誌がつけにくい	PD 患者の負担を低減した睡眠日誌の作成
パーキンソニズムのため，治療内容を継続することが難しく，動機づけも低い	PD と不眠の関係や，不眠改善のメリットに関する情報の提供
パーキンソニズムのため，日中の運動量が少なく，覚醒度が低い	PD 患者ができる運動の具体例を提供
筋緊張障害のため，リラクゼーション法の実施困難な人が多い	PD 患者に実施しやすい腹式呼吸を用いたリラクゼーション法を提供
動作緩慢・無動のため，眠れないとき，ベッドから離れるのが困難	PD 患者に合わせた刺激統制法の具体例を提供
パーキンソニズムのため，継続して来院し，面接を受けることが難しい	PD 患者が自宅で実施できるホームワークを提供

表 2. 患者自身が計画を立て実施できるホームワークの内容

＜朝日を浴びるための具体例＞
・朝，起きたらカーテンを開ける
・**ベランダに出て深呼吸をする**
・南向き窓際で食事を摂る
・窓際でアイロンがけ
・ラジオ体操
・植物に水やりをする
・洗濯物を干す
・**ぼーっとする場所を窓際にする**
・ウォーキング
・犬の散歩

＜日中の活動量を増やすための具体例＞
・ウォーキング
・ストレッチ
・買い物に行く
・**トレーニング用自転車**
・**起き上がり，立ち上がりの練習**
・**リズム体操**
・**タオル体操**
・**腹式呼吸訓練**

＜睡眠に良い生活習慣の具体例＞
・昼寝はしない
・夜中，目が覚めても時計は見ない
・カフェイン摂取量を減らし，睡眠前には摂取を控える
・喫煙量を減らす，禁煙する
・就床 3 時間前に軽い運動をする
・寝室の温度は快適と感じる温度に保つ
・寝る直前に熱いお風呂に入らない
・寝る前に強い光は避ける
・夕食は就床 3 時間前に済ませる
・寝酒はしない

＊患者自身にできそうなことを選択して実施
＊**太字**：PD 患者が実践しやすい具体例

（ESS），不安重症度（HADS），SF-36 の精神的健康度（MCS）が，CBT-I 実施前と比較して実施後に改善した．50 代男性は不安と抑うつ重症度（HADS），日中の支障度（SDISS），SF-36 の MCS が実施前と比較して実施後に改善した．

これらのケースでは従来の CBT-I を PD 患者が実施しやすいよう改良したことが精神的 QOL の改善に寄与したと考えられた．PD は進行度によって，障害や症状の程度が大きく変化する疾患である[20]．CBT-I の睡眠衛生指導では，概日時計を整えるために覚醒後に太陽の光を浴びること，日中の活動量を増やすことが目標とされているが[21]，個人の PD 症状の程度や wearing-on/off を考慮し，遂行可能な方法を工夫しなければならない．さらに，CBT-I は行動療法的介入の重要性が高く，日中の覚醒を促すとともに，適度な運動を促すリハビリテーションの導入が夜間の睡眠の改善に重要な要素であると考えられる[16]．

PD では障害の進行に応じて症状の重症度が著しく変化することから，重症度分類ごとにリハビ

リテーションのアプローチ方法も異なる[20]．そのため，Hoehn & Yahr 1～5 の各重症度に応じたリハビリテーションの目標と介入方法を選択・設定することが必要となる[20]．例えば，基本動作練習としては寝返り・起き上がり時の回旋運動，起立時に顎を引いて重心を前方に移動する動作などが訓練の対象となる[21]．PD 以外のパーキンソニズムを呈する疾患に対しても各疾患の身体機能的障害特徴を考慮したリハビリテーションのアプローチが重要である．PSP は身体機能障害上 PD と異なる部分が多く[22]，PD は頚部，体幹より四肢に強い固縮が出現するのに対し，PSP では四肢よりも頚部や体幹に強い固縮が認められる[23]．PSP は PD に比べ転倒する頻度が高く，歩行可能な時期のみでなく，車椅子使用時にも転倒は多く，さらに臥床期もベッドからの転落が生じ得る[22]．MSA は起立性低血圧や神経因性膀胱などの自律神経症状を伴い，進行性の運動失調，あるいは治療反応性の低いパーキンソニズムなどを呈する[24]．CBD は，パーキンソン歩行，姿勢反射障害が出現し，静止時振戦は少ない[5]．これらの多彩な障害特徴を考慮したリハビリテーションプログラムを患者個別性も加味し計画するのは難易度が高いが，今回検討した症例でも，自宅で実施可能な理学・作業療法的リハビリテーションを追加し，個別性を重視した内容としたことで，CBT-I の有効性を向上させることができたと考えられる．

終わりに

CBT を実施する場合，患者-治療者関係の構築，病態の説明と理解を通して，治療へのアドヒアランス，患者の好みなど個別性を評価し，その状況に応じて治療計画を立てることが重要である[25]．リハビリテーションは患者本人が主体的に参加できる治療法であり，患者本人の意欲やモチベーションを強化し，積極性を引き出す効果が期待できるため[20]，CBT の行動療法的介入にリハビリテーション手法を導入することが有効である．また CBT を行ううえで，治療法を選択した根拠を明確にしておくこと，および介入効果について常にアセスメントを行いながら進めていくことが重要である[25]．本症例からはパーキンソニズムを呈する患者の不眠症状の改善とともに，抑うつ・不安の改善，精神的 QOL の向上に，患者個別性を加味したホームワークを主体としリハビリテーションアプローチを取り入れた CBT-I が有効である可能性が示唆された．

文　献

1) Neikrug AB, et al：Effects sleep disorders on the Non-Motor symptoms of Parkinson disease. *J Clin Sleep Med*, 9：1119-1129, 2013.
2) 武山博文ほか：第 38 回内科学の展望　難治性内科疾患の克服に向けて　2. パーキンソン病・パーキンソン症候群. 日内会誌, 100：635-640, 2011.
3) 髙橋一司：Parkinson 病の非運動症状の治療指針. 神経治療, 35(3)：272-276, 2018.
4) 鈴木圭輔，平田幸一：Parkinson 病関連疾患の睡眠障害. 神経治療, 35(4)：545-552, 2018.
5) 森松光紀：パーキンソニズムを呈する疾患の診断と治療　進行性核上性麻痺，大脳皮質基底核変性症. 日内会誌, 92：1485-1492, 2003.
6) 坂野雄二：さまざまな治療法　認知行動療法. 坂野雄二(編)，臨床心理学キーワード [補訂版]，pp.70-71，有斐閣，2007.
7) Zach H, et al：Cognitive stress reduces the effect of levodopa on Parkinson's resting tremor. *CNS Neurosci & Ther*, 23：209-215, 2017.
8) 村田美穂，岡本智子：第 55 回日本老年医学会学術集会記録＜パネルディスカッション 4：高齢者医療とうつ＞　4. パーキンソン病とうつ. 日老医誌, 50：752-754, 2013.
9) Julien CL, et al：Rumination and behavioural factors in Parkinson's disease depression. *J Psychosom Res*, 82：48-53, 2016.
10) Koychev I, Okai D：Cognitive-behavioural therapy for non-motor symptoms of Parkinson's disease：a clinical review. *Evid Based Ment Health*, 20：15-20, 2017.
11) Colosimo C, et al：Non-motor symptoms in atypical and secondary parkinsonism：the PRIAMO study. *J Neurol*, 257：5-14, 2010.
12) 鈴木圭輔ほか：医学と医療の最前線：神経変性疾

患における睡眠障害. 日内会誌, **106**：309-318, 2017.

13）Adler CH, Thorpy MJ：Sleep issues in Parkinson's disease. *Neurology*, **64**：S12-S20, 2005.

14）有竹清夏ほか：神経疾患と睡眠障害. 日薬理誌, **129**：418-421, 2007.

15）大沢知隼, 亀井雄一：神経内科疾患に伴う不眠. 精神科, **24**：649-656, 2014.

16）野村哲志：パーキンソン病と睡眠障害. *MB Med Reha*, **203**：54-60, 2016.

17）Menza M, et al：Treatment of insomnia in Parkinson's disease：a controlled trial of eszopiclone and placebo. *Mov Disord*, **25**：1708-1714, 2010.

18）岡島 義, 井上雄一：慢性不眠症に対する認知行動療法の歴史と現状. 睡眠医療, **3**：529-534, 2009.

19）岡島 義：睡眠障害の認知行動療法. *MB Med Reha*, **203**：75-79, 2016.
　　Summary CBT-Iの実施方法を詳細に記され初心者に理解しやすい文献.

20）林 明人：Parkinson病の非薬物療法：マネジメントと最新リハビリテーション. 神経治療学, **35**：455-458, 2018.

21）久永欣哉, 高橋信雄：パーキンソン病のリハビリテーション. *J Rehabil Med*, **49**：738-745, 2012.

22）饗場郁子ほか：進行性核上性麻痺とは. 医療, **59**：467-470, 2005.

23）下濱 俊：第49回日本老年医学会学術集会記録：パーキンソン症候群の臨床. 日老医誌, **44**：564-567, 2007.

24）小長谷正明：多系統萎縮症. 医療, **57**：159-165, 2003.

25）山野美樹：第5章医療領域・精神疾患 1総論. 坂野雄二（監修）, 60のケースから学ぶ認知行動療法, pp.142-147, 北大路書房, 2012.
　　Summary 幅広い領域での認知行動療法の症例と実践の成果を理解できる書籍.

MB Med Reha **No.248**：51-57, 2020

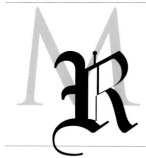

特集／パーキンソニズムのリハビリテーション診療

パーキンソニズムの看護

山根由起子[*1]　橋本和季[*2]

Abstract　患者本人，家族ともに不安や葛藤を抱きつつ過ごされている中で，パーキンソニズムのある患者へのリハビリテーションやケアで看護がかかわる場面は，運動機能低下へのリハビリテーション，生活援助，家族指導を行うなど役割は様々である．ここでは，疾患による症状の特徴や生活の質（quality of life；QOL）と日常生活動作（activities of daily living；ADL）を考慮し，運動機能を把握したうえでの効果的なリハビリテーション，看護に生かせる音楽療法，摂食嚥下障害への対応，リラクゼーション効果の活用などを紹介する．看護師だけで担うというよりは，看護でできることもあれば，他職種と協働できるとさらに効果が期待されることもある．看護師が行うリハビリテーションやケアなど積極的な介入により ADL・QOL の維持・向上につながることが望まれる．

Key words　生活の質（quality of life），日常生活動作（activities of daily living），運動機能（motor function），リハビリテーション（rehabilitation），ケア（care），看護（nurse）

はじめに

　神経難病の中でもパーキンソン症状を有する患者に出逢うことは稀ではなく，高齢化とともに増えている．看護では，鑑別診断のための検査時や診断後の内服治療で経過中の定期受診時，体調の変化による入院が必要なときなどに対応する機会がある．また，鑑別診断はされてないが，摂食嚥下障害の症状を認めることを機に外来を受診され，神経内科の受診を勧めることもある．在宅へ訪問したときにも診断はされていないがパーキンソニズムを認める療養者をみかける．この度，パーキンソニズムに特化した看護の内容を整理する機会を頂いたため，文献をまとめ，事例を一部紹介する．

生活の質（quality of life；QOL）と日常生活動作（activities of daily living；ADL）を考慮した看護を行う

　QOL と ADL の関連については，「主観的 QOL 向上のためには自己効力感や ADL の維持・向上が必要で，特に ADL が低下しても自己効力感を向上する支援が主観的 QOL の改善に重要」[1]とされている．QOL に影響する ADL の状態を把握したリハビリテーションにより，維持や向上を目指す看護の役割がある．

　パーキンソン病（Parkinson disease；PD）患者において，日常生活行動への対処を調査した結果からは，「主体的な管理，思考の転換，習慣化と常態化，コントロール不可能と判断して成り行きで考える，他者を意識する，外部の情報を利用する」[2]ことが報告されている．長期にわたる療養生

*1 Yukiko YAMANE，〒 078-8510 北海道旭川市緑が丘東 2 条 1-1-1　旭川医科大学医学部看護学科，教授
*2 Kazuki HASHIMOTO，旭川神経内科クリニック，院長

活の中で，変化に応じて個人がどのような対処方法を用いることが可能か把握し，看護援助ができると自己効力感，ADL，QOL を向上することが想定される．

また，筆者は現在，豪雪地域に暮らしており，興味深い報告があったので紹介する．本間ら（2012 年）は豪雪地域に暮らす高齢 PD 患者の生活機能の冬季・夏季で季節差をみたところ，「冬に手足の冷えを感じる，夏に汗を沢山かく，Hoehn & Yahr の重症度Ⅲ度では冬に方向転換しにくいなど体の動かしにくさがみられた」[3] と報告している．冬季は振戦の増強，動作緩慢が強くなる傾向があり，病状が進行したと落ち込む患者・家族もいるので，精神的なサポートとともに ADL 動作に着目して生活機能の低下や事故を防ぐ支援が必要である．

効果的なリハビリテーションを取り入れる

ADL の向上には，運動機能を把握してどのようにリハビリテーションを行う必要があるか検討する．PD 患者の方向転換時の安定性に着目した鎌田ら（2009 年）は，中期までの PD 患者では姿勢反射障害に加え，機能的バランス能力が低下していき，バランス能力は方向転換課題でより障害されていた．PD 患者の転倒は，Hoehn & Yahr の重症度Ⅱ，Ⅲ度の時期に最も多く，転倒予防のトレーニングには早期から特に方向転換時のバランス障害を意識して行うことが有用[4] と述べており，バランスが悪くなる転倒予防への早期介入が必要といえる．また，同じく PD 患者において，バランスボールを用いた運動プログラムの提供により，運動機能，ADL，QOL が改善する[5]効果があることも報告されている．

進行性核上性麻痺（progressive supranuclear palsy；PSP）は，階段を上るときに「階段を踏む際の前足と後足の矢状面の軌跡は，軽度の眼球運動機能障害のある患者よりも重度の眼球運動機能障害のある患者では，後足が有意に低く，前足を踏み出す前の準備期間中に凝視し下方注視シフトが妨げられる」[6]ことから，普段から下方の視野範囲を把握してリハビリテーションや転倒予防に努める必要がある．

また，歩行可能な PSP 患者へのバランスと眼球運動トレーニングを理学療法士や介入の訓練を受けた研究者が行った結果では，視線制御の改善[7]や運動機能（立位時間と歩行速度）の改善[8]の可能性が示唆されており，医師や理学療法士と協働してリハビリテーションを行うことが望ましい．

PD 患者は病期の進行とともに姿勢反射障害が現れ，加速歩行やすくみ足などから転倒しやすい．PSP 患者は初期から姿勢反射障害が認められ，頻繁に転倒することが特徴とされている．多系統萎縮症（multiple system atrophy；MSA）は立ち上がり時のバランスの悪さや起立性低血圧による失神で転倒の危険がある[9]．このようなパーキンソニズムのある疾患による特徴を考慮してリハビリテーションを行うことが大切である．

ここで，訪問看護師と理学療法士の両者から訪問リハビリテーションを受けた療養者からみた，リハビリテーション内容の類似点と相違点について紹介する．両者の類似点は「基本的訓練内容」であったが，相違点は，訪問看護師では「体調管理」「体調に応じた訓練」「疾患・障害についての情報提供」「メンタルケア」「家族ケア」「自立を目指す」「代弁者」で，理学療法士では「触診での確認」「訓練前の身体の準備」「専門的な関節可動域訓練」「効果的な福祉用具の活用方法」であった[10]．患者の状態やニーズに合わせて，看護師と理学療法士それぞれの専門性を生かしたリハビリテーションが行えると，より効果的に ADL や QOL の向上が期待できる．

一方で，理学療法士や作業療法士からの専門的なリハビリテーションを受けられないところでも，「パワーリハビリテーションを看護師が担うことで，ADL 向上にかかわる筋を賦活化させ，求心性・遠心性の動きにもアプローチが可能で筋の協調性をはかれる」[11]とされている．患者の意欲にも左右されるが，ニーズに合わせて ADL の改

表 1. PD 患者の摂食嚥下のステージ別による症状と対応

ステージ	摂食嚥下障害の症状	対 応
先行期	認知機能の低下で食べ物の判別に影響 うつ状態で食欲低下 上肢の固縮, 振戦などで口に運びにくくなる 前屈など姿勢障害, 顎が上がる姿勢	情報量を少なくする 薬剤について検討する 柄を太くする. 肘を安定させる クッションなどで誤嚥を予防する姿勢を安定させる
準備期	口唇閉鎖不全, 食塊の形成不全, 義歯不適合	義歯を調整して装着する 口唇閉鎖訓練, 舌の訓練
口腔期	舌の振戦, 無動による咽頭への送り込み障害	リズムを作る働きかけ (メトロノームなど使用)
咽頭期	咽頭閉鎖不全, 咽頭収縮不全, 咽頭侵入, 誤嚥, 上部食道括約筋弛緩不全による咽頭残留量増加	一口量を少なくする, とろみ剤を用いる, コップの工夫, 呼気筋力訓練, 嚥下後の随意的な咳, 喀出困難時の吸引
食道期	自律神経障害による蠕動低下, 逆流性食道炎	食後 1 時間以上座位または立位

表 2. PD 患者の摂食嚥下障害の特徴と対応ポイント

特 徴	対応ポイント
嚥下反射惹起の遅れや不顕性誤嚥(むせない誤嚥)があるが自覚していない場合がある	問診などにより誤嚥症状の有無を, 可能なら家族とともに確認する とろみを付けることやリクライニング位にして嚥下反射の遅延に対応する 不顕性誤嚥は咽頭残留物を誤嚥することでも起こるため, 1 口量を少なくし予防する
錐体外路症状で先行期から口腔期の障害が出現する(Wearing-off には特に注意) 運動の無動寡動や運動開始の遅れにより, 口腔内保持や咽頭への送り込みが困難になる	Wearing-off と on の状態を把握する. 内服と症状の日内変動に注意して, on のときに摂食嚥下できるように配慮する
意識レベルが変動する	覚醒が悪いと先行期から咽頭期に影響し, 誤嚥のリスクにもなる 内服も食事も困難となるため, 覚醒を促して内服や食事を促すようにする
食事性低血圧, 起立性低血圧	血圧測定しながら血圧低下に早く気がつき, 必要時は速やかに臥床を促す 塩分付加(臥床高血圧がないこと確認)や昇圧剤の服用
姿勢の異常で, 頚部が伸展位, 頚下がり, 体幹が傾く	頚部の伸展は誤嚥の原因にもなるため, 前屈するように枕で調整することや, ストレッチ・マッサージなどを行う 頚下がりの姿勢は口腔から咽頭への送り込みが難しく, 口唇から外に漏れることもある場合はリクライニング位で口腔から咽頭へ送り込みことを助ける 姿勢が斜めになることで頚部や摂食動作の上肢が不安定にもなるため, 姿勢や上肢の安定をはかる

善に向けたリハビリテーションとして, 環境が整えば実施できる方法かもしれない.

音楽療法を看護にも生かす

パーキンソニズムと音楽療法についての報告は多数あり, 音楽療法についてまとめられている別稿を参照されたい. ここでは, PD 患者への看護援助に生かせる音楽療法効果の報告を少しまとめる.

音楽療法を行った患者は, 「友人との交流などにより社会的機能の向上を認めた」[12]と報告している. 看護師は, PD 患者の健康状態やニーズを音楽療法士へ情報提供し, 音楽療法の効果を評価して患者に参加の意義を伝える役割があり, 社会的機能が向上することはうつ傾向や ADL の改善も期待される.

また, 「看護音楽療法は対象者の心身両面に働

表 3. PSP 患者の摂食嚥下障害の対応

症　状	対　応
無動	メトロノームに合わせて咀嚼，嚥下することで無動が改善することがある 嗜好，食感のある物，味のはっきりした物で無動が改善することがある
下方視障害	角度のついた台や上肢のリーチを助ける
頚部後屈位	リクライニング位など姿勢調整
脱水・栄養障害	比較的早期に胃瘻造設を行い，経口摂取と併用することが望ましい
肺炎，窒息	気管切開 発語障害が著明で経口摂取継続希望の場合は誤嚥防止術を検討する

きかけるケアであり，難治の疾患や加齢による心身機能の低下があっても，自立した生活を維持するうえでの支援策として有効である」[13]ことが示されている．この看護音楽療法とは，心身に働きかけるケアで，活性化と鎮静化の刺激を促している．活性化でピアノ演奏に合わせて他動的な上下動で交感神経を優位にした後に，鎮静化でハープ演奏とともにリラクゼーションを促し，副交感神経を優位にしている．個人の動きに合わせた交感神経優位と副交感神経優位の演奏による刺激を受けて，意欲や行動，判断や対処能力，生活行動自立を可能にする動きの獲得など，生活を維持する支援策の1つとして活用できそうなプログラムである．

摂食嚥下障害への対応を行う

誤嚥性肺炎は転倒とともにパーキンソニズムのADL，QOL阻害因子の1つであり，積極的に介入する必要がある．

PD患者に食前の嚥下体操（歌・発声，舌運動など）と食事中の音リズム（メトロノーム）による介入を行ったところ，嚥下機能（反復唾液嚥下テスト，主観的嚥下評価，舌運動）が維持・改善し，むせ回数が消失した[14]．この報告からPD患者の摂食嚥下機能改善に有効な方法が示されている．いずれも，実施状況を確認してフィードバックすることが大切である．

PD患者の摂食嚥下のステージ別による症状と対応（表1），PD患者の特徴と対応ポイント（表2），PSP患者の対応（表3），レビー小体型認知症患者の対応（表4）を参考までにまとめた．MSA患者は，MSA-PのタイプとMSA-Cのタイプがある．MSA-Pではパーキンソン症状に関与（線条体黒質変性症）し，L-DOPAが最初の数年間有効（PDより効きにくい）で，症状の進行に伴い徐々に効果は乏しくなる．また，MSA-Cでは，小脳性運動失調が関与（オリーブ橋小脳萎縮症）する．摂食嚥下障害の症状を呈するのはMSA-Pのタイプで，一事例を図1に示し，MSA患者の対応（表5）についてまとめた．

リラクゼーション効果を活用する

PD患者への効果として，足浴では，「39〜41℃の範囲で患者の好みの温度で15分間お湯に足をつけることを1日1回1週間実施したところ，筋肉の疼痛や固縮による疼痛（深在性）が軽減し，しびれ（表在性）は軽減しなかった．そして，日常生

表 4. レビー小体型認知症患者の摂食嚥下障害の対応

	症　状	対　応
認知機能の変動	覚醒状態や認知機能にむらがある 幻視で異物や虫が入っているようにみえる拒食，抑うつによる食欲不振	覚醒・認知機能の良い状態を見計らって食事を提供し，誤嚥リスクを高めない 模様のない茶碗にする 嗜好なども考慮する
パーキンソン症状	上肢の振戦，関節の拘縮などで食具の使用がうまくできない 協調運動が障害され，摂食嚥下の過程に問題がみられる 嚥下反射や咳反射が低下する （不顕性誤嚥による肺炎のリスクが高まる）	柄を太くしたスプーンやフォークを使用する 手を添える 介助する とろみ剤を使用して水分の咽頭へ流入する速度を調整する リクライニング位にする

事例の嚥下に関連した症状

1)起立性低血圧，2)頚部が固く(筋強剛)頚部前屈位が保持困難，3)咀嚼の減弱と咽頭への送り込み障害，4)咽頭感覚の低下，5)嚥下反射の惹起遅延と咽頭残留，6)咽頭通過の左右差，7)榎声や声帯の動きの左右差，8)咳嗽力の低下，9)摂食による疲労，10)嚥下反射の遅延，嚥下反射の減弱，11)睡眠時無呼吸

ADL：臥床時間が長く，血圧を測定し安定しているときに車椅子座位をとる

体位調整は，リクライニング位 30～45°，枕を2つ使用して頚部が後屈しないよう前屈姿勢の工夫，咽頭通過が良い側を下にした一側嚥下のポジショニングを血圧測定しながら行った．

スライスゼリーの摂食介助，1口量はティースプン 1/2 量，口腔咽頭残留がなくなるまでの複数回嚥下，息こらえ嚥下などを促した．

その結果，再び食べることが1日の楽しみの1つとなり，満足感が得られた．しかしながら疲労感は改善せず，ゼリー1個の摂取に 20～30 分を要し，1日必要量の経口摂取は難しいことから胃瘻栄養に変更した．一方で，口から食べることを希望されており，お楽しみ程度の摂取を継続，生活の質の維持に努めた．

MSA は，栄養管理と同じように，呼吸管理がもう1つの重要なテーマであることが知られており，嚥下・栄養管理とともにこうした突然死の原因ともなり得る呼吸管理についてもチーム医療でかかわることが必要である．

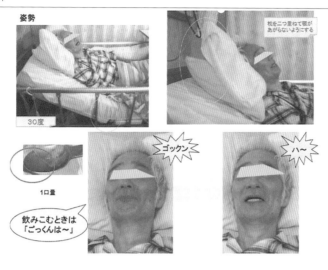

図 1. 多系統萎縮症(MSA-P)の事例

表 5. MSA 患者の摂食嚥下障害の対応

症　状	対　応
嚥下前誤嚥 　　舌の動きが遅く，咽頭に先に流れてしまう	水分にトロミを付ける 咽頭後壁を飲食がつたいやすくするよう，体幹を後方へ倒し気味にして食事を摂取する 嚥下造影などで確認する
咀嚼困難	ひき肉や生野菜などぼろぼろした触感の食べ物を避ける
口腔内環境の悪化	口腔ケアを行う際に小脳性運動失調などにより自分で行うことが困難な場合は介助で口腔ケアを行う 歯科による口腔評価，ケアの指導が誤嚥性肺炎の予防に有用
経口からの必要量が困難	胃瘻造設を検討
胃食道逆流による誤嚥性肺炎 　・自律神経障害に伴う胃排出能低下 　・睡眠時無呼吸症候群に対するNPPV に伴う呑気症	流動食注入中と後にファーラー位などの姿勢 半固形の流動食 経胃瘻的空腸栄養や内視鏡的小腸瘻による栄養管理

＊NPPV：非侵襲的陽圧換気療法

活動作や抑うつ状態の改善を認めた」[15]との報告がある．足浴は，症状に対する効果的なアプローチになる可能性がある．

また，フットマッサージの効果では，「足裏にある感覚受容体が足裏から脳へ刺激を伝えバランス保持能力が向上し，足底に加重が加わり重心が安定し静的・動的バランス機能の改善に繋がる」[16]ことが示されている．

いずれも，介入結果の症例数が少ないことから，今後も臨床での効果を検証する必要はあるが，これらリラクゼーションをはかり，運動や精神状態の改善に効果をもたらせることは，看護ケアの1つになる．効果が得られるケアを活用するために，リラクゼーション効果が得られるケアの方法を探求し続けることが必要である．

おわりに

岩永ら（2008年）は，難病患者の特徴として，「本人家族ともに不安や葛藤を抱きつつ不確かな体験（疾患の受容過程の困難，運動制限，家族の介護負担）をしている」[17]と述べている．難病看護領域では，精神的なかかわりを持ちながら，運動機能低下へのリハビリテーション，生活援助，家族指導を行う．パーキンソニズムの看護でも同様であり，さらに，転倒，摂食嚥下障害，歩行障害，家族介護役割緊張，自己尊重状況的低下，言語的コミュニケーション障害など課題解決に向けた看護プランを実施し，看護師自身が個人を尊重しながら学び続け，患者がより良い環境で過ごせるように，不安や葛藤を軽減する看護も大切である．看護師が行うリハビリテーションやケアなど積極的な介入によりADL，QOLの維持・向上につながることが望まれる．

文　献

1) 大曲純子ほか：神経難病患者の主観的QOL，ADL，自己効力感の関連性．活水論文集，4：13-22，2017.

2) 田所良之：パーキンソン病患者が日常生活行動に対して用いている対処方法について．千葉看会誌，6(2)：39-46，2000.

3) 本間祐美子ほか：豪雪地域に暮らす高齢パーキンソン病患者の生活機能にみられる季節差．日在宅ケア会誌，16(1)：85-91，2012.

4) 鎌田理之ほか：パーキンソン病患者における方向転換時バランス保持の重要性　転倒予防に向けて．甲南女大研紀，2：47-50，2009.

5) 山下哲平：入院中のパーキンソン病患者へのムーブメントプログラムの効果　単一対象研究ABデザイン．日難病看会誌，23(2)：179-186，2018.

6) Di Fabio RP, et al：Gaze Control and Foot Kinematics During Stair Climbing：Characteristics Leading to Fall Risk in Progressive Supranuclear Palsy. *Phys Ther*, 88：240-250, 2008.

7) Zampieri C, et al：Improvement of gaze control after balance and eye movement training in patients with progressive supranuclear palsy：a quasi-randomized controlled trial. *Arch Phys Med Rehabil*, 90：263-270, 2009.

8) Zampieri C, et al：Balance and eye movement training to improve gait in people with progressive supranuclear palsy：quasi-randomized clinical trial. *Phys Ther*, 88：1460-1473, 2008.

9) Raccagni C, et al：Gait and postural disorders in parkinsonism a clinical approach. *J Neurol*, **266**(11)：2764-2771, 2019. doi：10.1007/s00415-019-09382-1〔Epub ahead of print〕

10) 吉川峰子ほか：訪問看護利用者が看護師と理学療法士から受けるリハビリテーションの相違と今後への期待．日本看護学会論文集地域看護，43：111-114，2013.

11) 山下哲司ほか：PT・OTのいない施設におけるパワーリハビリテーションの効果について　パーキンソン症候群の動作改善例に着目して．パワーリハビリテーション，13：40-42，2014.

12) 猪股千代子ほか：音楽療法がパーキンソン病患者の健康状態に与える効果に関する評価研究　ケアリングの視点から作成したアンケート調査を通して．日音楽療会誌，8(2)：154-163，2008.

13) 川島みどりほか：高齢パーキンソン病患者への看護音楽療法の効果　プログラムの精練と看護技術の効果の再評価を通して．日赤看大紀，18：1-21，2004.

14) 田本奈津恵ほか：パーキンソン病高齢者に対する嚥下体操と摂食行動の介入効果　食前の嚥下体操

と食事中に音リズムを用いて. 日難病看会誌, **17**
(3)：205-217, 2013.

15）森本絵利ほか：パーキンソン病患者の下肢感覚異
常に対する足浴効果. 日本看護学会論文集慢性期
看護, **46**：186-189, 2016.

16）大島彩花ほか：パーキンソン病患者に対するフッ

トマッサージの効果. 日難病看会誌, **21**(3)：195-
202, 2017.

17）岩永真由美ほか：難病看護領域におけるエキス
パートナースの看護の実際に基づく看護診断. 千
里金蘭大紀, **2008**：125-132, 2008.

四季を楽しむ

ビジュアル 嚥下食レシピ

好評

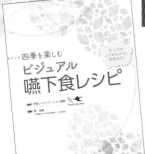

監修・執筆 宇部リハビリテーション病院
田辺のぶか，東　栄治，米村礼子

Swallowing Team

編集 原　浩貴（川崎医科大学耳鼻咽喉科　主任教授）

2019年2月発行　B5判　150頁　定価（本体価格3,600円＋税）

見て楽しい、食べて美味しい、四季を代表する22の嚥下食レシピを掲載！
お雑煮からバーベキュー、ビールゼリーまで、イベント食、お祝い食に大活躍！
詳細な写真付きの工程説明と、仕上げのコツがわかる動画で、作り方が見て
わかりやすく、嚥下障害の基本的知識も解説された、充実の1冊です。

食べやすさ，栄養，見た目，味を追及したレシピ！

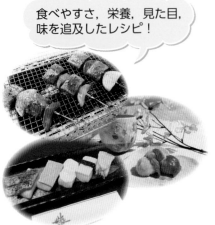

豊富な写真で工程が見てわかる！

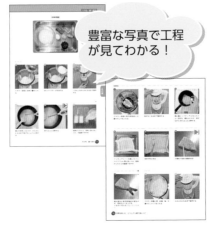

動画付きで仕上げのコツが見てわかる！

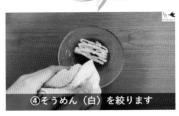

④そうめん（白）を絞ります

全日本病院出版会
www.zenniti.com

〒113-0033 東京都文京区本郷3-16-4　Tel:03-5689-5989
Fax:03-5689-8030

MB Med Reha **No.248**：**59-64**, 2020

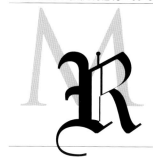

特集／パーキンソニズムのリハビリテーション診療

パーキンソニズムの telerehabilitation

西口真意子*

Abstract　パーキンソニズムを呈する疾患は長期の経過を辿るため，適切なケアプランの構築と在宅リハビリテーションの継続的な介入が重要となるが，個々の生活に応じたリハビリテーションプランの提示が難しい場合がある．そこで在宅患者の生活場面を確認する方法として遠隔医療が注目されている．遠隔医療は対面診療と組み合わせて難病患者への実施が認められており，2018年4月にオンライン診療が保険診療として認められた．当院では神経内科通院患者に遠隔医療を導入し，病院と訪問スタッフとの間で，在宅患者の生活状況やリハビリテーション訓練をテレビ電話にて視覚的に共有した．ケアプランの見直しや環境整備，適切なリハビリテーションの提供が可能であった．直接会話できることへの安心感，患者家族および在宅スタッフの負担や不安の軽減が利点として挙げられた．一方で，交信日時の調整や安定した電波状態の確保などが課題であった．遠隔医療は在宅における患者状況を視覚情報として共有することで，生活機能およびリハビリテーション意欲の向上に貢献できる．

Key words　パーキンソニズム（Parkinsonism），遠隔医療（telemedicine），遠隔リハビリテーション（telerehabilitation），情報通信技術（information and communication technology；ICT）

はじめに

　パーキンソニズムを呈する疾患は進行性であり長期の経過を辿ることが多い．抗パーキンソン病薬など薬物治療が主体となるが，早期よりリハビリテーションを導入することで症状の進行を遅らせ，日常生活動作（activities of daily living；ADL）や生活の質（quality of life；QOL）の維持向上が期待できる[1)2)]．

　しかし経過が長くなると，病状の変化や日内変動，さらには合併症を呈するために個々の状況に応じたリハビリテーションが必要となってくる．そのため適切なケアプランの構築と在宅リハビリテーションの継続的な介入が重要となるが，病院だけでは在宅患者の生活状況を細やかに把握しづらいため，個々の生活に応じたリハビリテーションプランの提示が難しい場合がある．そこで在宅患者の実際の生活場面を確認する方法として，情報通信技術（information and communication technology；ICT）を用いた遠隔医療が注目されるようになってきた[3)]．本稿では遠隔医療の現状と課題，実際の症例から遠隔リハビリテーション（telerehabilitation）の効果と今後の展望について述べる．

我が国の遠隔医療の経緯[4)]

　遠隔医療とは，対面診療の補完として，医師と患者が離れた地点でインターネットなどの情報通信技術を活用した健康増進，医療に関する行為である．

* Maiko NISHIGUCHI, 〒 660-8511 兵庫県尼崎市稲葉荘 3-1-69　関西労災病院リハビリテーション科

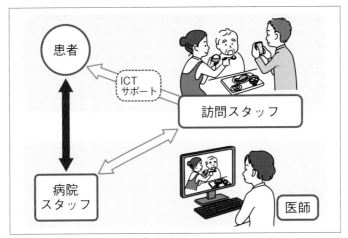

図 1. 当院での遠隔医療の取り組み

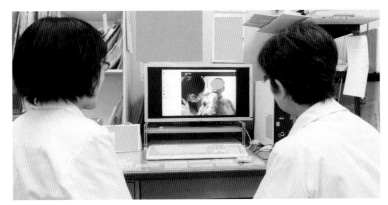

図 2. 診療の様子
訪問スタッフが撮影した食事風景を，病院医師が確認している.

ICT による遠隔診療「情報通信機器を用いた診療(いわゆる「遠隔診療」)について」難病患者に対して直接の対面診療と適切に組み合わせて行われるときは，遠隔診療によっても差し支えないこととされた(厚生労働省健康政策局長通知 健政発第1075号1997年12月24日，一部改正2011年3月31日).

離島やへき地の患者など限定的に行われることが想定されていたため，日常的に行うものについては，これまで明確な基準やルール，特化した診療報酬がなかった. 2015年の厚生労働省医政局通知では，「離島，へき地はあくまで例示」として解釈を広げ，大きな規制緩和を示した[5]. さらに近年の情報通信技術の著しい進歩などにより ICT を活用した実施例が増加し，オンライン診療に対する現場の要請が高まってきた.

2018年度の診療報酬改定では，対面診療と組み合わせたオンライン診療の診療報酬が認められた(オンライン診療料：70点/月，オンライン医学管理料：100点/月). また同年の介護保険報酬改定では，デイケアのリハビリテーション会議にテレビ電話での参加が認められた[6].

臨床では放射線診断や病理診断，医療相談などで遠隔医療が応用されている. パーキンソン病については遠隔医療を利用する試みが広がってきている[7]. 遠隔医療は対面式の診療と比較して，治療効果が高く，満足度の向上と QOL の改善につながったという報告がある[8].

当院での遠隔医療の試み

当院神経内科の通院患者に対し，ICT による遠隔医療を用いた在宅リハビリテーション(遠隔リハビリテーション)を導入している. 方法は病院と訪問スタッフとの間で，在宅患者のリハビリ

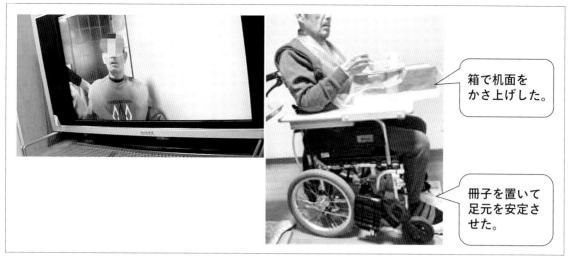

箱で机面を
かさ上げした。

冊子を置いて
足元を安定さ
せた。

図 3. 姿勢調整
角度を変えて食事姿勢をチェックした.

テーション訓練や食事風景，自宅環境をテレビ電話にて視覚的に共有した（**図 1**）．訪問スタッフがタブレットもしくはスマートフォンを用いて撮影した患者の在宅での様子を，病院の医師がリアルタイムに確認し，必要に応じてアドバイスをした（**図 2**）．在宅患者の様子を視覚情報として同時に共有することで，その場で具体的なアドバイスをすることができ，リハビリテーションプランの見直しや環境整備を行うことが可能であった．

　以下，遠隔リハビリテーションを導入し ADL の向上効果が得られた症例を提示する．

1．症　例

1）症例 1：70 歳代, 男性, パーキンソン症候群

【**病　歴**】X-39 年統合失調症を発症．X-7 年パーキンソニズム出現．X-3 年神経内科初診．薬剤性パーキンソニズムと診断．

【**問題点**】食事は全介助であり，食事摂取量は低下．ムセ，痰がらみがあり，発熱も時々みられた．意欲の低下あり，発語は乏しい．小規模多機能型居宅介護でケアを受けているもなかなか改善しなかったため，X-2 年に遠隔医療を導入した．

【**視覚的に共有したポイント**】食事風景(摂食動作，姿勢，食具など)

●角度を変えながら食事姿勢を確認した．
→足元が床面に接地しておらず安定していなかったため，その場で足元に冊子を置いてもらい座位姿勢を安定させた（**図 3**）．

●机が低く食べ物から口までの距離が遠い(食べこぼしが多く介助が必要)．
→台を置いて机を高くした．食べ物と口元が近くなり，食べこぼしが減った（**図 3**）．
●食べ物をすくいやすいよう食具を変更
【**遠隔リハビリテーション導入後の変化**】
●食事：全介助から自己摂取が可能となり摂取量が増加し体重も増加した．
●肺炎は認めていない．
●ADL：ベッド上寝たきりから車椅子生活となった．
●発語の増加，意欲の向上
●家族の精神面，介護面での負担軽減へとつながった．

2）症例 2：70 歳代，男性，進行性核上性麻痺

【**病　歴**】X-3 年院内紹介より嚥下外来初診．X-2 年遠隔医療を導入．その後も肺炎やパンの窒息がみられた．経鼻栄養，IOC(intermittent oral catheterization：間欠的口腔カテーテル栄養法)を導入したが管理が困難となり，X-1 年半，胃瘻を造設した．

【**問題点**】食事摂取量の低下，意欲低下あり．トイレ以外は，ほとんどベッド上で過ごす．咽頭残留が多くみられた．すくみ足が著明で歩行の介助量が多い．

【**視覚的に共有したポイント**】摂食訓練の様子，住環境と移動方法の確認

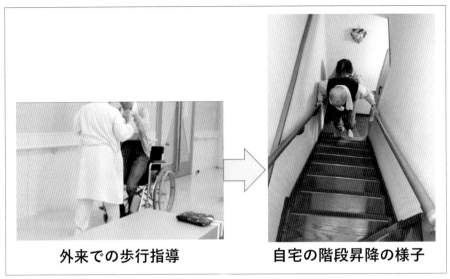

図 4. 移動方法の指導
自宅での移動も視覚的に確認でき，適切な指示が可能

●摂食後の湿性嗄声より咽頭残留を確認
→咽頭マッサージや食後の自己吸引を指導し，その場で実施してもらい手技を確認した．
●居室が2階で外出には階段昇降が必要
→まず外来にて家人に介助歩行の指導を行った．テレビ電話では実際に階段昇降をしているところを見て介助方法をアドバイスした（**図4**）．

【遠隔リハビリテーション導入後の変化】
●食事，栄養：楽しみ嚥下の継続．肺炎は認めていない．
●ADL：車椅子生活→介助歩行，階段昇降が可能に．外出の機会が増え，趣味のカラオケを再開できた．
●発声の改善，発語の増加，意欲の向上．
　その後，階段昇降の介助量が増え家族との外出が困難となったため，居室を2階から1階へ移すことを提案した．1階の居室環境も視覚的に共有し，デイサービスへの外出は継続できている．

　3）症例3：70歳代，男性，多系統萎縮症
【病　歴】X-4年歩行時のふらつきあり．X-2年神経内科初診，X-1年多系統萎縮症と診断．訪問看護とリハビリテーションを受けているが，環境調整やリハビリテーションがなかなか進まないため，訪問スタッフからの要請があり遠隔医療を実施した．
【問題点】布団からの立ち上がりや立位・歩行時の

ふらつきあり．自宅内に段差が数か所あり転倒リスクが高い．訪問スタッフよりベッドや手すりの導入などを提案するも，依存心が強く住環境を変えることへの抵抗感あり．

【視覚的に共有したポイント】住環境と動線の確認
●実際に歩いてもらい，自宅環境と動線を確認した．
→転倒のリスクが高いこと，環境整備を行うことで転倒リスクを軽減させることを，その場で訪問スタッフとともに説明した．
●風呂場・洗面所への上がりかまちなど転倒の危険がある個所を指摘し，手すりの位置など具体的に指示した．
●手すり設置後の様子もテレビ電話で確認した．フィードバックすることで，患者のモチベーションの維持向上につながった．

【遠隔リハビリテーション導入後の変化】
●環境整備により転倒のリスクが軽減した．
●歩行や足上げなどの自主訓練を積極的に行うなどモチベーションが向上した（**図5**）．
●患者と訪問スタッフとのやりとりで，主治医が間に入ってサポートすることでより円滑なコミュニケーションをはかることができた．

　4）発声指導法
　また，Lee Silverman voice treatment® LOUD（LSVT®）を行っている患者に対しても遠隔医療

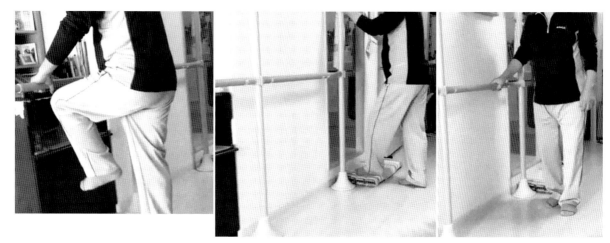

図 5. 手すり設置後の様子
手すりの位置や使用状況，自主訓練の様子を視覚的に確認した．

表 1. LSVT® スケジュール

	1週	2週	3週	4週	自主訓練 （在宅）
STによる 訓練	60分×4	60分×4	60分×4	60分×4	テレビ電話に よる遠隔医療
自主訓練	15分×4	15分×4	15分×4	15分×4	を含む

＜STによる訓練＞発声訓練，長文，短文の読み上げ，自由会話や
歌唱など
＜自主訓練＞訓練の実施状況の確認や励ましなど
在宅での本訓練あるいは自主訓練でテレビ電話を使用

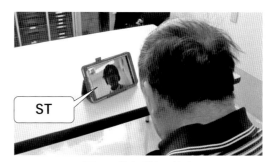

図 6. 発声訓練の様子
スマートフォンを使用して言語聴覚士（ST）が
発声指導を行っている．

を導入した．LSVT® はパーキンソン病の発声（発話）指導法で，軽症～中等症における発話訓練効果で高いエビデンスが得られている．内容は1週間のうち4日，4週間のスケジュール（自主訓練を含む）で集中的な発話訓練を行う[9)10)]．通常は入院もしくは通院で訓練を行うが，患者の都合によっては入院や通院が困難な場合がある．そのようなケースに対し，遠隔医療を併用して在宅でも訓練が行えるようにした（表1）．言語聴覚士（ST）による発声（発話）指導や自主訓練にも遠隔医療を用いた（図6）．LSVT® において対面式の訓練と遠隔医療では同様の治療効果が得られたという報告がある[11)]．今回，遠隔医療を併用した場合でも訓練効果に差は認めなかった．個々の状況に合わせて柔軟に遠隔医療を取り入れることで患者の負担軽減にもなり，より訓練が受けやすくなった．

遠隔医療の利点と課題

遠隔医療に対する患者・家族およびスタッフの評価より，利点は実際の食事や生活場面の情報共有に有効であること，患者・家族が医療者側と直接会話することへの安心感，在宅リハビリテーションやケアに対する家族および訪問スタッフの負担や不安の軽減などが挙げられた．また訪問スタッフ，病院スタッフとの間で在宅の患者情報を視覚的に情報共有することで，より円滑なコミュニケーションが可能となった．

その一方で，インターネット環境が不十分な場合は通信が安定しないこと，時間調整が難しいことが課題であった．

おわりに

遠隔医療は在宅における患者状況を視覚情報として共有することで，生活機能およびリハビリテーション意欲の維持向上に貢献できると考えられる．さらには患者と訪問スタッフ，主治医との間のコミュニケーションが活性化し信頼関係の向上にもつながる．遠隔医療はリハビリテーション

分野において非常に適しているといえよう.

　オンライン診療が保険診療として認められたことで，今後パーキンソニズムや多くの疾患のリハビリテーションにおいても遠隔医療が活用され拡がっていく可能性が期待できる.

文　献

1) 中馬孝容：パーキンソン病に対するリハビリテーション. *Jpn J Rahabil Med*, **53**(7)：524-528, 2016.
　　Summary　パーキンソン病のリハビリテーションにおけるポイントやエビデンスをわかりやすく概説.

2) パーキンソン病診療ガイドライン作成委員会(編), 日本神経学会(監修)：パーキンソン病診療ガイドライン2018, 医学書院, 2018.
　　Summary　パーキンソン病の最新の治療, 診断基準など網羅しており必読.

3) 林　明人ほか：ホームアダプテーション, 遠隔医療などの試みとは. 林　明人(編), パーキンソン病の医学的リハビリテーション, pp. 228-233, 日本医事新報社, 2018.

4) 厚生労働省：オンライン診療の適切な実施に関する指針. 2018年3月.

5) 厚生労働省医政局長：情報通信機器を用いた診療(いわゆる「遠隔診療」について). 2015.

6) 厚生労働省：第3回情報通信機器を用いた診療に関するガイドライン作成検討会. オンライン診療の適切な実施に関する指針案, 2018.

7) Achey M, et al：The past, present, and future of telemedicine for Parkinson's disease. *Mov Disord*, **29**(7)：871-883, 2014.

8) Dorsey ER, et al：Increasing access to specialty care：a pilot, randomized controlled trial of telemedicine for Parkinson's disease. *Mov Disord*, **25**(11)：1652-1659, 2010.
　　Summary　対面式の診療と比較して, 遠隔医療による専門的治療は運動機能と生活の質が向上させ, より高い訓練効果が得られた.

9) Ramig LO, et al：Intensive voice treatment(LSVT)for patients with Parkinson's disease：a 2 year follow up. *J Neurol Neurosurg Psychiatry*, **71**(4)：493-498, 2001.

10) Spielman J, et al：Effects of an extended version of the Lee Silverman voice treatment on voice and speech in Parkinson's disease. *Am J Speech Lang Patho*, **16**：95-107, 2007.

11) Howell S, et al：Delivering the Lee Silverman Voice Treatment(LSVT)by web camera：a feasibility study. *Int J Lang Commun Disord*, **44**(3)：287-300, 2009.

MB Med Reha No.248：65-67, 2020

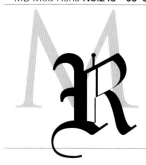

特集／パーキンソニズムのリハビリテーション診療

◆患者からリハビリテーションへの提言

パーキンソン病患者の視点からの リハビリテーション
―私にとっての Rehabilitation―

山田耕平*

　私は，数年前にパーキンソン病と診断され，現在，身体障害者 2 級，介護保険は要介護 2 の認定を受けている前期高齢者です．15 年前に亡くなった私の母もパーキンソン病で，発症から亡くなるまでを看てきた私はリハビリテーションへの期待が全く持てなくなっていました．亡くなる 15 年前にパーキンソン病を発症し，そのうち自宅で生活できたのは 4 年半ほどです．自宅で転んだときに腰椎挫傷になり，リハビリテーション専門といわれる病院で股関節を痛め手術．それ以後はリハビリテーションの話もなく，転院した病院のベッドで長い寝たきり生活の末，命を閉じました．この経験からリハビリテーションへの期待を持てなくなり，私の頭から"リハビリテーション"という言葉が消えました．

　そんな私が，リハビリテーションに再び関心を持つようになったのには，2 つの出会いがありました．

　1 つ目は，パーキンソン病発症前から肩痛で通っていた近所の A クリニック（整形外科）の PT である B さんとの出会いです．A クリニックでは PT を指名でき，しかも指名料は不要です．しばらく通ったうえで，B さんに決めました．B さんは，患者が嫌がることも結構口にするにも拘わらず人気があります．例えば，通院初期に私は次のような指摘を受けました．「あなたは何の運動もして来なかった．だからこうなった．今もしていない．健康法は？　先日話したことは実行していますか？　健康と身体は自分でつくるものです

よ．忘れないように！」といった具合です．2004 年 3 月に脳梗塞で倒れた元巨人軍の長嶋茂雄監督は，短期間での回復は不可能といわれていましたが，1 年 4 か月ぶりに東京ドームに姿をみせたのをテレビで見た B さんは，「あの厳しいリハビリテーションを乗り越えて，と感動した．リハビリテーションの力は素晴らしい．成果を出すには，あれだけの決意でやらないとだめだ．」と私に言うのです．また，私に「ジムに行かないか」としきりに勧めるのですが，小学校以来，体育が最も嫌いだった私が行くところではない，とこれは断りました．ともかく，患者の話もよく聴いて施術してくれ，B さん流の説明や冗談も出るところが患者に人気がある理由だと思います．B さんがいるので A クリニックには今も週に 1 回通っています．

　パーキンソン病治療のために通い始めた当初には，B さんのマッサージで横前傾斜が改善され，健康人と変わらない姿で帰宅できたときもありました．その後，症状が進み固定化してきたかなと思われたとき，B さんから，A クリニックだけでは設備も少なく，場所も狭いので限界があるため，C 病院のリハビリテーションセンターにも行くように勧められ，週 2 回リハビリテーションに通うようになりました．

　このリハビリテーションセンターで感じたことはいくつかありますが，その 1 つは，リハビリテーションの"チーム"になっていないということです．リハビリテーションのスタッフは，本体の病院（C 病院）の医師と，リハビリテーションセ

* Kohei YAMADA，パーキンソン病患者

ンターのPT（4人）と，介護スタッフ（10人程度．ほぼ全員が介護福祉士の有資格．交代制）ですが，チームとしての動きが良くありません．個々のスタッフはそれなりに働いていますが，"連携して通所者（患者）のリハビリテーションに取り組む"という雰囲気を感じることができないのです．それに，医療・福祉施設などに求められ，構成員が共有すべき，ある種の"緊張感"が希薄です．通所者に80歳代の高齢者が多いという事情もあるかもしれません．私がここでよく言われるのは，「やりすぎ（自転車の速度の出し過ぎ）」「今日はここまで」「一人での行動はダメ」など，まるで小学校の規則のようで，リハビリテーションに取り組む意欲が削がれてしまいます．設備を使用する制限もあります．病院付設型のリハビリテーションセンターには共通なことかもしれません．

2つ目の出会いは，D病院のリハビリテーションの先生方です．D病院には，私自身がパーキンソン病を発症してから，お世話になっています．C病院のリハビリテーションセンターとは雰囲気がまるで違うのです．D病院は，診察とほぼ同時にリハビリテーションが始まるのが特色です．私のように症状が進んだ患者にとっては，ありがたいことです．

E先生（神経内科医で，リハビリテーション科専門医・同指導医）の診察は，患者が診察室のドアを開けるところからリハビリテーションが始まります．ドアを開けて診察用の椅子に座るまでが，第1段階の診察とリハビリテーションです．問診も，ある意味ではリハビリテーションです．歩き方，「椅子にはこう座る！」に始まり，立ち上がり方，「外で歩くときは大股でしっかり手を振って！まっすぐ前を見て！」など具体的な指示があります．他の患者さんなど誰もいないときには広い廊下を，ステッキや歩行器などを使わずに歩くこともあります．その際もE先生がドアを開けて素早い動作で安全確認をされます．手が震え，字が書きにくいとE先生に訴えると，「マス目一杯の大きな字を書いて漢字を思い出す．毛筆も墨を

たっぷり含んだ筆で，こう大きく」といった具合に身振り，手ぶりも加えて具体的に指示してくれます．あるとき，退室時にドアの所で，フラーッと後ろに倒れそうになったことがあります．思わずドアの入り口の柱にもたれて事なきを得ましたが，E先生からは「倒れそうになったら，しゃがむこと」と即座に指示がきました．鋭い眼力に驚きました．

D病院のリハビリテーションでは発声訓練も行っています．担当は言語聴覚士のF先生です．この訓練は，面倒だからと，途中で断念する患者も多いと聞いていましたが，見える（成果が第3者にわかる）リハビリテーションの1つだと思い，真面目に取り組みました．宿題として課されたのは，毎日30分大きな声で練習すること．その練習の成果でしょうか，課題曲の「東京ラプソディー」（昭和13年；藤山一郎のヒット曲）の後半部をご披露したところ，聞いていただいた先生方から「声量もあり，声の質も良い！」と大変お褒めにあずかりました．このとき私は，やっとリハビリテーションを"再発見"したのです．

BさんやD病院での先生方との出会いやリハビリテーションの結果から，リハビリテーションは，本人がその気になり，やり遂げるという決意と覚悟をもって，継続してやらないと効果はないこと．それには，信頼できる先生につくことが大切だと私は身をもって感じました．

多くの人にとってリハビリテーションの効果は見えません．見えないことに真剣に取り組むのは難しいことです．現代人は，中身が見えないと納得しません．納得できないことに意欲が湧くはずもないのです．"こと"のプロセスと結果が見えにくい，つまり世の中全体の見通しが悪いのもリハビリテーションに積極的になれない原因の1つかと考えています．

D病院では患者向けに定期的にリハビリテーションのセミナーを行っており，私も「誤嚥予防」の回に参加しました．レジュメと映像を使って嚥下について説明があり，興味深く学べました．患

者は，自分の体にどのようなことが起こっている
のか(起きるのか)，不安をもっています．特に
パーキンソン病は，徐々に動けなくなり，病院の
ベッドの上で死ぬのを待つ…という，この病気特
有の不安と諦念があります．ですが，このセミ
ナーで，どのようなことが起きるのか理解でき，
今後の不安の緩和に繋がったと考えます．

今回，あまり顧みられてこなかった，患者のリ
ハビリテーションに対する思いについて個人的経
験から語らせていただきました．リハビリテー
ションを患者がどう受け取っているのか，リハビ
リテーションに携わる皆様が改めて考えるきっか
けとなることを祈っています．

MB Med Reha **No.248**：**68-70**, 2020

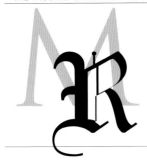

特集／パーキンソニズムのリハビリテーション診療

◆患者からリハビリテーションへの提言

PSP患者の視点からのリハビリテーション
―進行性核上性麻痺とリハビリテーションの実際―

松原秀幸*

はじめに

　本稿では，父親と母親の双方が進行性核上性麻痺（以下，PSP）に罹患し，介護・看取りを行ったという稀有な事例のなかで，私が体験してきたPSPのリハビリテーションについて報告します．

　具体的には ① 介護保険に基づく通所リハビリテーション，② 医療としての入院リハビリテーション，③ 訪問リハビリテーションを中心とした在宅でのリハビリテーションにカテゴライズして患者・介護者の立場からその経過と効果及び課題について述べます．

私と進行性核上性麻痺（PSP）のかかわり

　最初に父と母の進行性核上性麻痺（PSP）との闘病の経過について概略をご説明します．

　父に変調が現れたのが1999年の半ば，77才の頃で，尿漏れや意識低下の徴候が始まりました．母は父の症状が単純な老化によるものではないことを感じ，泌尿器科や内科を手始めに8か所の病院を渡り歩きました．最終的に訪問看護士のアドバイスで神経内科に辿り着き，2004年2月にPSPとの診断を受けました．約5年掛かりました．確定診断後は母が自宅にて約1年介護しましたが，誤嚥性肺炎を契機に近隣の総合病院に入院し，父はそのまま自宅に戻ることなく，2006年5月にその病院で亡くなりました．当時76才でした．

　母の最初の症状は父の介護中の2006年の初め頃から始まった「めまい」でした．母は父の看取りを挟んで4年間に亘り，めまいの原因を巡って眼科，耳鼻科その他の診療科を渡り歩きました．2010年頃には字が書きづらくなり，2011年6月にもしやと思い，父を診てもらった神経内科医を再訪．その結果，純粋無動症の疑いとのこと．1年半の経過観察を経て2013年1月に大脳皮質基底核変性症（以下，CBD）との確定診断を受けました．

　母については私と妹の2人で在宅介護を行い，訪問医療を中心に医療・介護の多職種の方々のサポートを受け，2018年3月に自宅で看取りました．死後，ブレインバンクに脳を提供し，病理解剖が行われましたが，その結果はPSPとのことでした．

父のリハビリテーション

　PSPが難病指定されたのが2003年で，介護保険の各種事業もスタートしたばかり．当時は進行性の神経難病についてリハビリテーションが大事，との意識は一般に低かったと思います．

　しかし，父の入院した総合病院がキリスト教系の療養型病院でしたので，整形外科やリハビリテーション室が充実していました．進行性難病で症状が着実に悪化していく父に対して，担当のPTさんが熱心に日々のリハビリテーションを実施してくれました．「回復が期待できない難病患者に対しても，熱心にリハビリテーションをやるんだ」と強く感じ，「人間は命が尽きる最後の瞬間

* Hideyuki MATSUBARA，全国進行性核上性麻痺の患者・家族会（PSPのぞみの会），代表

までリハビリテーションが欠かせない」と意識しました. リハビリテーションは機能回復訓練と考えていた私には目から鱗でした.

母のリハビリテーション

1. 母の取り組み

父のケースで母自身がリハビリテーションの重要性を認識していましたので, 母の場合は確定診断を受けた当初から本人の意思もあり, 最後まで一貫してリハビリテーションに取り組みました.

2. 通所リハビリテーション

2006年の初めに発生しためまいから3年間は眼科に通いましたが, 治療の効果は現れず, 2010年になると字が書きにくくなる症状が出ます. 身体麻痺も少しずつ出て日常の家事が困難になり, 2011年4月に介護認定(要支援1)を受けてヘルパーのサポートが始まります. その時点から母の希望で週1回の通所リハビリテーションが同時にスタートします. このときにはまだよく体も動いており, 付き添いなしで通所リハビリテーションに通いました.

2012年に入り, 構音障害や歩行障害が徐々に顕在化し, 2012年5月には要介護2となりますが, この頃にリハ・ステーションと母の間に理解や意識の乖離が生まれ, 母にとって辛い時期だったようです. 即ち, 通常のリハ・ステーションで「難病患者」との認識はしていても, スタッフ側にその症状や運動の困難さについて理解不足があり, 患者側から負荷の強弱や体の状態について意思を伝達したくても困難になって, ステーションで疎外感を強く感じたようです. 家族がスタッフに話に行くことが何度かありました.

2012年7月からは入浴介助も始まり, 同年11月には通所リハビリテーションに加えて, 訪問看護ステーションのPTによる訪問リハビリテーションが始まります.

2013年1月にCBDとの確定診断を受け, 同年3月からは訪問診療が開始され, 本格的な在宅介護体制に入ります. 2013年夏頃には通所リハビリテーションを休みがちになり, 10月に通所リハビリテーションを終了しました. 結果的には通所リハビリテーションについては, 2011年4月〜2013年10月まで3年6か月に亘って実施しました.

3. 病院におけるリハビリテーション

2014年1月には国立精神・神経医療研究センター病院のブラッシュ・アップ検診で2週間入院し, 各種の専門的な検査とリハビリテーションを受けました. センター病院では各PT, OT, STが各種の難病患者に対応して専門性の高いリハビリテーションを実施しており, 短期間ながら効果が出ました. 退院後は発語が戻ったり, 再度階段を登り始めたり, 目に見える改善がみられました.

2013年11月からは訪問ST(週1回)による発語, 嚥下, 食事などのサポートが始まります. 2014年7月からは, この訪問STが所属する回復期医療専門の総合病院と連携する形でレスパイトを兼ねたリハビリテーション入院が始まりました. 約10日間の入院期間に身体機能および嚥下機能などをチェックし, 定点観測するとともに集中的にリハビリテーションを実施しました.

このリハビリテーション入院は母が亡くなる2018年3月まで, 自宅介護1か月を挟んで22回に亘って実施されました. このリハビリテーション入院は身体機能の維持と嚥下機能などのチェックに大きな効果をもたらすとともに, 介護者に対してリハビリテーションや嚥下サポートのノウハウを提供してくれることになりました.

4. 在宅のリハビリテーション

自宅でのリハビリテーションは既に述べたように, 訪問看護ステーションのPTにより2012年11月から週1回実施され, 母が亡くなる2018年3月まで5年4か月に亘って行われました. 訪問STによる在宅サポートは2013年11月から4年4か月に亘って実施されました.

また, 2016年8月の胃瘻造設以降は家族による24時間介護がスタートし, 家族による同様のリハビリテーションと口腔ケアを1日3回欠かさず実施しました. また, 同時期に吸引機を導入し, 家

族による吸引を1日5回以上実施し，誤嚥性肺炎の防止に取り組みました．結果的に，自宅で誤嚥性肺炎を起こすことは一度もありませんでした．

この訪問リハビリテーションと訪問STサポートおよび家族による自主リハビリテーションは，病状が進行していくなかで，体力の維持に役立っただけでなく，自室のベッド上で過ごす際の体のポジションの取り方や褥瘡の回避などにも効果がありました．また嚥下サポートや口腔ケアも食事や栄養を確保することに大きな貢献をしました．

母はもともと消化器系，循環器系の器官がしっかりと機能していたため，機能麻痺が進んでも胃瘻から入った栄養はしっかりと吸収されましたので，訪問看護士の摘便サポートなどはありましたが，最期までトイレに座っての自然排便ができました．

リハビリテーションの効果と課題

以上が私の体験したPSP・CBDに関するリハビリテーションの経過ですが，通所，病院，在宅の3つのカテゴリーのリハビリテーションは，いずれも母の生存期間や在宅でのADL，QOLの維持・向上に対して大きなプラス効果をもたらしたことは間違いないと考えます．特に母の場合は父のときの経験を活かし，確定診断を受けた早い段階から試行錯誤しながらも一貫してリハビリテーションに取り組んだことが良かったと考えます．

今後の課題としては，早期の診断に基づき，早い段階からリハビリテーションをスタートすることが重要で，各地域に進行性難病に関する専門知識を持った訪問看護士，PT，OT，STなどの方々の協力を得て多職種のチームによる在宅リハビリテーションを実現することがポイントになってくると思います．

患者・家族の視点からは在宅医療と在宅介護の制度的な一体化が必要だと感じています．

MB Med Reha No.248：71-72, 2020

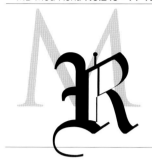

特集／パーキンソニズムのリハビリテーション診療

◆患者からリハビリテーションへの提言

MSA 患者の視点からのリハビリテーション
―自助努力からチーム医療へ―

伊藤達弘*

　私は 2016 年 9 月に線条体黒質変性症（多系統萎縮症；MSA）と診断され，2018 年 7 月に会社を休職し療養に専念，2019 年 7 月より自立歩行を断念するに至った．現在，生活のすべてにわたり介助が必要で洗面，食事，排泄，入浴，就寝が半径 3 m で完結する日常を過ごしている．

　この難病の恐ろしさは，進行するにつれ様々な身体機能が一つひとつ奪われ，その都度生活の自由が失われていくことにある．私の場合，2018 年 3 月に便秘をきっかけに尿閉になり，その後，導尿カテーテルを体内に残留することになった頃から，負の連鎖が始まった．パーキンソン症状に加え，自律神経症状，小脳症状が出現したのである．

　次第に人目を避けるように外出の機会が減り，会社も休職したことで，会話と歩行の機会が激減した．社会から離脱してしまったという孤立感も相まって神経難病の進行が加速していったのではないか．"心の張り"を維持するという点で，社会の中で役割を持って活動し続けることほど意義のあるリハビリテーションはない，と思っている．それゆえ通勤にはこだわった．

　MSA の診断がおりてからの 1 年半は，通勤の際に自宅から最寄り駅までとターミナル駅から会社まで徒歩で通った．帰りも同様に 1 日 1 時間以上歩いた．歩き続けることが自分にできる唯一の闘病手段だと信じ，雨の日でも続けた．難所の横断歩道では，転倒に気を付け最後尾を歩き，行き交う通行人と接触しないように細心の注意を払っ

た．1 日でも長く徒歩通勤を続けることで，主治医が診断結果を伝える際に，「MSA は治らないし，突然死のリスクもある」と告げられた我が運命を否定したかった．

　「深海に生きる魚族のように　自らが燃えなければ何処にも光はない」ハンセン病の歌人，明石海人が，深海の闇の中で幽かに発光する深海魚に自己をなぞらえようとした一節である．医師から有効な治療法も効く薬もないと言われ孤立無援に陥った私の心に，自助努力によって希望を紡いでいく覚悟を与えてくれた．そして，限界が来るまで徒歩通勤を続け，また発症以前から通っていたスポーツジムにも通い続ける原動力になった．

　それでも MSA は非情に進行していく．川下の骨格筋を日々活性化させていても，中枢神経の変性には抗えない．歩行障害ひとつとっても膝や足首の強張りに加え，ふらつきや起立性低血圧による眩暈など別の要因に由来する症状が加わってくるのだ．また，便秘，排尿障害，構音障害といったように，症状が多岐にわたってきた．腎盂腎炎で入院したのを契機に，32 年間勤続した会社を休職するに至ったのは前述のとおりである．

　パーキンソン症状だけのときは比較的運動療法が有効だったのに，小脳症状や自律神経症状に対しては個人の力では対処の仕様がない．公道では歩かなくなり，その代わりに自宅の階段の昇り降りを手すりにしがみついて往復 20 回するのが日課となった．正規のリハビリテーションは週 3 回

＊ Tatsuhiro ITO，MSA 患者

の訪問 PT，OT，ST（理学，作業，言語聴覚療法）に頼るのみとなった．次第に自宅に閉じこもりがちになり，QOL の低下を自覚するようになった．それでも当初は，気晴らしに月に一度くらい車旅に出て，海岸沿いの遊歩道や山あいの公園を妻の手引きで歩いた．日頃，家の廊下を往復している成果を試す絶好の機会となった．

しかし MSA も初期から中期に移行するにつれ，新たに出現した症状に患者本人が医師探しから始めなければならないのは辛かった．主治医は同じ病院の泌尿器科や消化器内科と連携してくれなかった．また，PT，OT，ST さんが主治医にリハビリテーション報告書を提出しているのに，主治医からは何の指示も出ていない．MSA は治療できなくても，派生する症状に主治医として治療にコミットすべきではないのか．次々と現れてくる MSA の症状に統合して対応してくれる，地元の医療機関が必要だと実感するようになった．

2019 年 5 月ごろから階段の昇り降りも次第に難しくなってきた．廊下での歩行も，30 往復が 20 往復，10 往復と減って，6 月には調子の良い日でも 2，3 往復試みるだけで，自立歩行を断念せざるを得なくなった．歩くことができなくなるということは，移動の自由を失うことでもある．自分であることの尊厳を奪われ，心の拠り所を失くした．

失意の中，今度は嚥下障害が出始めた．セカンドオピニオンでお世話になっていた先生に，今のうちから胃瘻と気管支切開について話し合える地元の病院を決めておくべきだと助言を受けた．そこで地元の保健所主催の MSA 交流会でたまたま講師をしていた大学病院の先生から，地域で信頼できる病院を紹介してもらった．

そこは地域医療の中核を担う大きな病院で，誤嚥予防のリハビリテーション教室など市民に向けて開かれた医療にチームで取り組んでいた．リーダーの医師が気さくに診てくれ，すぐに嚥下造影検査や呼吸器の検査に入り対応が速かった．診察室にはいつも嚥下リハビリテーションや口腔衛生指導などの複数のスタッフが出入りして活気があった．

MSA の進行になす術もなく社会から離脱して過ごす私にとって，それぞれ専門の異なるスタッフが一人の患者のために連携するチーム医療は，生きる意欲を取り戻す場でもある．

第31回日本末梢神経学会学術集会

会　期：2020年9月11日(金)，12日(土)
会　場：ホテルスプリングス幕張
　　　　〒261-0021 千葉県千葉市美浜区ひび野 1-11
　　　　TEL：043-296-3111
会　長：桑原　聡(千葉大学大学院医学研究院 脳神経内科学)
テーマ：煌めく末梢神経学の未来をめざして
演題募集期間：2020年2月6日〜4月9日(延長いたしません)
特別講演：Peter C Amadio(Mayo Clinic)「Entrapment Neuropathy」
特別講演：Ivo van Schaik(University of Amsterdam)「CIDP」

　　　　　　　　　　　　以上，演題名は仮題です.

教育講演：Common disease としての末梢神経疾患，超音波による末梢神経の微細形態学，iPS 細胞を用いた神経疾患病態解明と創薬
特別企画：末梢神経学会の31年
シンポジウム：末梢神経再生と機能再建，炎症性末梢神経疾患のトピックス，末梢神経疾患と脊椎・脊髄疾患の接点，手根管症候群の病態を多面的に考える

　厚生労働省セッション，産業医学講座，学会賞候補セッション，メディカルスタッフ・レジデント実技セミナー，エコー実技セミナー

　日本整形外科学会，日本神経学会，日本リハビリテーション医学会，日本手外科学会，日本形成外科学会，日本臨床神経生理学会，産業医の専門医認定更新単位申請を予定しております.

詳細は HP においてお知らせいたします：http://jpns31.umin.jp/index.html

第31回日本末梢神経学会学術集会運営事務局：
株式会社サンプラネット メディカルコンベンション事業部
〒112-0012　東京都文京区大塚 3-5-10
　　　　　　住友成泉小石川ビル 6 階
TEL：03-5940-2614　FAX：03-3942-6396
E-mail：jpns31@sunpla-mcv.com

73

FAX による注文・住所変更届け

改定：2015 年 1 月

　毎度ご購読いただきましてありがとうございます．

　読者の皆様方に小社の本をより確実にお届けさせていただくために，FAX でのご注文・住所変更届けを受けつけております．この機会に是非ご利用ください．

◎ご利用方法

　FAX 専用注文書・住所変更届けは，そのまま切り離して FAX 用紙としてご利用ください．また，注文の場合手続き終了後，ご購入商品と郵便振替用紙を同封してお送りいたします．**代金が 5,000 円をこえる場合，代金引換便とさせて頂きます．**その他，申し込み・変更届けの方法は電話，郵便はがきも同様です．

◎代金引換について

　本の代金が 5,000 円をこえる場合，代金引換とさせて頂きます．配達員が商品をお届けした際に，現金またはクレジットカード・デビットカードにて代金を配達員にお支払い下さい(本の代金＋消費税＋送料)．(※年間定期購読と同時に 5,000 円をこえるご注文を頂いた場合は代金引換とはなりません．郵便振替用紙を同封して発送いたします．代金後払いという形になります．送料は定期購読を含むご注文の場合は頂きません)

◎年間定期購読のお申し込みについて

　年間定期購読は，1 年分を前金で頂いておりますため，代金引換とはなりません．郵便振替用紙を本と同封または別送いたします．送料無料，また何月号からでもお申込み頂けます．

　毎年末，次年度定期購読のご案内をお送りいたしますので，定期購読更新のお手間が非常に少なく済みます．

◎住所変更届けについて

　年間購読をお申し込みされております方は，その期間中お届け先が変更します際，必ずご連絡下さいますようよろしくお願い致します．

◎取消，変更について

　取消，変更につきましては，お早めに FAX，お電話でお知らせ下さい．

　返品は，原則として受けつけておりませんが，返品の場合の郵送料はお客様負担とさせていただきます．その際は必ず小社へご連絡ください．

◎ご送本について

　ご送本につきましては，ご注文がありましてから約 1 週間前後とみていただきたいと思います．お急ぎの方は，ご注文の際にその旨をご記入ください．至急送らせていただきます．2～3 日でお手元に届くように手配いたします．

◎個人情報の利用目的

　お客様から収集させていただいた個人情報，ご注文情報は本サービスを提供する目的(本の発送，ご注文内容の確認，問い合わせに対しての回答等)以外には利用することはございません．

　その他，ご不明な点は小社までご連絡ください．

株式会社　全日本病院出版会　〒113-0033 東京都文京区本郷 3-16-4-7 F
電話 03(5689)5989　FAX03(5689)8030　郵便振替口座 00160-9-58753

FAX 専用注文書

ご購入される書籍・雑誌名に○印と冊数をご記入ください

5,000 円以上代金引換

○	書 籍 名	定価	冊数
	運動器臨床解剖学　新刊	¥5,940	
	ストレスチェック時代の睡眠・生活リズム改善実践マニュアル　新刊	¥3,630	
	超実践！がん患者に必要な口腔ケア　新刊	¥4,290	
	足関節ねんざ症候群—足くびのねんざを正しく理解する書—　新刊	¥5,500	
	読めばわかる！臨床不眠治療—睡眠専門医が伝授する不眠の知識—	¥3,300	
	骨折治療基本手技アトラス—押さえておきたい10のプロジェクト—	¥16,500	
	足育学　外来でみるフットケア・フットヘルスウェア	¥7,700	
	四季を楽しむビジュアル嚥下食レシピ	¥3,960	
	病院と在宅をつなぐ 脳神経内科の摂食嚥下障害—病態理解と専門職の視点—	¥4,950	
	ここからスタート！睡眠医療を知る—睡眠認定医の考え方—	¥4,950	
	カラーアトラス　爪の診療実践ガイド	¥7,920	
	睡眠からみた認知症診療ハンドブック—早期診断と多角的治療アプローチ—	¥3,850	
	肘実践講座　よくわかる野球肘　肘の内側部障害—病態と対応—	¥9,350	
	医療・看護・介護で役立つ嚥下治療エッセンスノート	¥3,630	
	こどものスポーツ外来—親もナットク！このケア・この説明—	¥7,040	
	野球ヒジ診療ハンドブック—肘の診断から治療，検診まで—	¥3,960	
	見逃さない！骨・軟部腫瘍外科画像アトラス	¥6,600	
	パフォーマンスUP！　運動連鎖から考える投球障害	¥4,290	
	医療・看護・介護のための睡眠検定ハンドブック	¥3,300	
	肘実践講座 よくわかる野球肘　離断性骨軟骨炎	¥8,250	
	これでわかる！スポーツ損傷超音波診断 肩・肘+α	¥5,060	
	達人が教える外傷骨折治療	¥8,800	
	ここが聞きたい！スポーツ診療Q＆A	¥6,050	
	見開きナットク！フットケア実践Q＆A	¥6,050	
	高次脳機能を鍛える	¥3,080	
	最新　義肢装具ハンドブック	¥7,700	
	訪問で行う 摂食・嚥下リハビリテーションのチームアプローチ	¥4,180	

バックナンバー申込（※ 特集タイトルはバックナンバー 一覧をご参照ください）

❀メディカルリハビリテーション(No)

No_____　No_____　No_____　No_____　No_____
No_____　No_____　No_____　No_____　No_____

❀オルソペディクス(Vol/No)

Vol/No_____　Vol/No_____　Vol/No_____　Vol/No_____　Vol/No_____

年間定期購読申込

❀メディカルリハビリテーション	No.		から
❀オルソペディクス	Vol.	No.	から

TEL：　　（　　　　）　　　　　　FAX：　　（　　　　）

ご住所　〒

フリガナ

お名前　　　　　　　　　　　　　　要捺印　診療科目

FAX 03-5689-8030 全日本病院出版会行

年　月　日

住　所　変　更　届　け

お名前	フリガナ	
お客様番号		毎回お送りしています封筒のお名前の右上に印字されております8ケタの番号をご記入下さい。
新お届け先	〒　　　　　　都道 　　　　　　　府県	
新電話番号	（　　　　　）	
変更日付	年　　月　　日より	月号より
旧お届け先	〒	

※ 年間購読を注文されております雑誌・書籍名に✓を付けて下さい。

☐ Monthly Book Orthopaedics （月刊誌）

☐ Monthly Book Derma. （月刊誌）

☐ 整形外科最小侵襲手術ジャーナル （季刊誌）

☐ Monthly Book Medical Rehabilitation （月刊誌）

☐ Monthly Book ENTONI （月刊誌）

☐ PEPARS （月刊誌）

☐ Monthly Book OCULISTA （月刊誌）

Monthly Book Medical Rehabilitation

バックナンバー在庫

次号予告

高齢者脊椎疾患
リハビリテーションアプローチ

No. 249（2020 年 6 月号）

編集主幹：宮野佐年　医療法人財団健貢会総合東京病院
　　　　　　　　　　リハビリテーション科センター長
　　　　　水間正澄　医療法人社団輝生会理事長
　　　　　　　　　　昭和大学名誉教授

No.248　編集企画：
野﨑園子　わかくさ竜間リハビリテーション病院診療部長

Monthly Book Medical Rehabilitation　No.248

2020 年 5 月 15 日発行　（毎月 1 回 15 日発行）
定価は表紙に表示してあります．
Printed in Japan

発行者　　末　定　広　光
発行所　　株式会社　全日本病院出版会
〒 113-0033 東京都文京区本郷 3 丁目 16 番 4 号 7 階
　　　　電話（03）5689-5989　Fax（03）5689-8030
　　　　郵便振替口座 00160-9-58753

印刷・製本　三報社印刷株式会社　　電話（03）3637-0005
広告取扱店　㈱日本医学広告社　　電話（03）5226-2791

© ZEN・NIHONBYOIN・SHUPPANKAI, 2020